U0297353

中药鲜药
｜治疗疑难病症｜

王泽民　齐淑兰◎主编

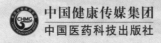

中国健康传媒集团
中国医药科技出版社

图书在版编目（CIP）数据

中药鲜药治疗疑难病症 / 王泽民，齐淑兰主编 . —北京：中国医药科技出版社，2023.2

ISBN 978-7-5214-2731-8

Ⅰ.①中… Ⅱ.①王…②齐… Ⅲ.①疑难病 – 中药疗法 Ⅳ.① R243

中国国家版本馆 CIP 数据核字（2023）第 001450 号

美术编辑　陈君杞

版式设计　南博文化

出版　**中国健康传媒集团**｜中国医药科技出版社

地址　北京市海淀区文慧园北路甲 22 号

邮编　100082

电话　发行：010-62227427　邮购：010-62236938

网址　www.cmstp.com

规格　710×1000mm $^1/_{16}$

印张　7 $^1/_2$

字数　130千字

版次　2023年2月第1版

印次　2023年2月第1次印刷

印刷　三河市万龙印装有限公司

经销　全国各地新华书店

书号　ISBN 978-7-5214-2731-8

定价　**48.00 元**

获取新书信息、投稿、为图书纠错，请扫码联系我们。

版权所有　盗版必究

举报电话：010-62228771

本社图书如存在印装质量问题请与本社联系调换

编委会

主　编　王泽民　齐淑兰

副主编　王　婧　温丽娜

编　委　（按姓氏笔画排序）

　　　　王　婧　王泽民　齐淑兰

　　　　张晓元　刘玉洁　杨天宇

　　　　杨丽莎　郝梅琳　原　晨

　　　　梁秋凤　韩力培　温丽娜

　　　　熊　瑞

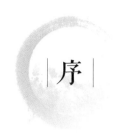

|序|

认识中药鲜药，由来已久。大学期间曾目睹中医泰斗岳美中教授（岳美中教授系王泽民父亲的老师）用鲜药蒲公英治疗食管癌患者获奇效，印象颇深。自此，在临床实践中亦尝试用中药鲜药治疗疑难病症，每获良效。

欲将中药鲜药的临床运用辑录下来传世后人的想法源自恩师孙一民。孙一民先生毕业于北京华北国医学院，师从北京四大名医之施今墨先生，并随施老在北京、南京行医多年，深得施派真传，临床善用甘寒养阴的鲜药治疗疑难病症，悬壶济世60余载，活人无数，堪称大家。恩师不仅勤于临床，还重视培养年轻后学，常邀年轻医生齐聚一堂，为大家释疑解惑，传授临证经验。多次聆听孙老解疑授课，特别是对孙老运用中药鲜药治疗白血病的案例感触良多，深感其临床经验弥足珍贵，应继承并传承下去。在临床中除了将中药鲜药用于白血病、骨髓增生异常综合征、实体瘤等恶性疾病，还用于再生障碍性贫血、血小板减少性紫癜等血液病，以及萎缩性胃炎、各种结节等顽固性疑难杂症，均不同程度地取得了良好的效果，并总结了应用中药鲜药治疗这些疾病的方法与体会。

作为岐黄后代，继承并发扬中医学是我们应尽的责任和义务。前辈将毕生观察到的经验和理论毫无保留地传予我们，我们也应将临床观察所得倾囊相授，让中医学发扬光大，永远护佑中华民族乃至世界人民的健康。

　　作为中医临床实践者，深知真实经验的可贵，虚假的套话浪费读者的时间无异于犯罪，所以根据临床观察所得，遵循有话则长无话则短的原则，将中药鲜药治疗疑难病症的临床运用经验与体会辑录于此，供同道交流验证。由于水平所限，其中不免会有不当之处，恳请贤达不吝赐教，互学共进为盼。

王泽民　齐淑兰

2022 年 5 月 12 日

目录

第一章 中药鲜药概况

第一节 中药鲜药的概念与渊源

《现代汉语词典》对于"鲜"的定义为"没有枯萎";"中药"指"中医所用的药物"。可以认为,中药鲜药是指新鲜的、未经加工处理,因此未丧失其原有活性成分的新鲜动植物药材。中医的发展历史源远流长,治病救人的原材料绝大部分来自大自然的馈赠,使用天然的新鲜药材可能是先祖们最原始、最本能的自救行为。

中药鲜药的使用与中医相伴而生,它的发现和使用贯穿中医的起始和发展。早在炎黄时期,就有"神农尝百草,一日而遇七十毒"的传说,《淮南子》《韩非子》《路史》对此都有记载,描述神农为解民众疾苦尝百草的故事。传说中神农所尝的"百草",理应是处于天然状态的新鲜草药。人们最初使用草药应是现采现用的。随着文明发展的需要,医事行为不断进步,药物运用不断推广,医者为了方便储存和运输,才有了对新鲜草药的进一步处理;或是新鲜草药在运输途中被不经意地自然晾干晒干,就出现了最原始的处理方式。按常理推论,中药鲜品的使用显然早于干品、炮制品,或其他加工品。

中医临床使用鲜药的记载,早在秦汉时期就已出现,且有据可循。我国现存最早的药物著作《神农本草经》亦是托神农之名而作,据考成书于汉代,其中描述干地黄时说:"干地黄,味甘性寒,主治折跌绝筋伤中,逐血痹,填骨髓,长肌肉,作汤除寒热积聚,除痹。生者尤良"。"生者尤良"即是"鲜者尤良"。现知最早的医籍《五十二病方》成书于战国时期,帛书中有使用薯蓣汁治疗牝痔的记录。《伤寒论》中使用生鲜药物治疗亦是常见,生姜被运用在多个方剂当中,甚至作为君药使用。《金匮要略》中的百合地黄汤就是使用生的地黄汁入药。东晋葛洪的《肘后备急方》中有更多对鲜药的运用,比如"治寒热诸疟方第十六"中记载:"治疟病……又方:青蒿一握,以水二升渍,绞取汁,尽服之。"新鲜青蒿应用于治疗疟疾,青蒿素的成功研发即是受此启发。

"治卒心腹烦满方第十一"中有"治卒心腹烦满，又胸胁痛欲死……又方：捣香菜汁，服一二升"，是用鲜香菜汁治疗心胸痛。"治伤寒时气温病方第十三"言："又方：葛根四两，水一斗，煎取三升。乃纳豉一升，煎取升半。一服，捣生葛汁，服一二升，亦为佳也。"言明鲜葛根治疗伤寒更好。唐代孙思邈在《备急千金要方》中载录了许多鲜药治疗疾病的条目，如用生栝楼根、生石斛治疗消渴之证，用生地榆治疗湿热疮，还有用生葛根的汁治疗孕妇的热证，鲜芦根治疗肺部的疾患等。宋代官修《太平圣惠方》中有用鲜牛蒡汁、鲜麦冬汁治疗鼻衄的方药。宋代太医院编《圣济总录》也有用鲜茜草汁、鲜刺蓟汁等鲜药治病的记录。到金元时期，四大家之一的朱震亨的《丹溪心法》中载有"胃噎膈方：韭菜汁二两，牛乳一盏，生姜汁半两"，是用鲜药疗疾的佐证。明代李时珍《本草纲目》记述："干地黄……姜汁浸则不泥膈，酒制则不伤胃，鲜用则寒，干用则凉。"其中明确指出鲜品生地具有寒的药性。另外，该书附方中载有1100多条鲜药治疗验方，并有鲜药不同途径的运用，如捣烂外敷、直接食用、捣汁饮用、水煎内服等。到了明清时期，温病学说逐渐形成，这一时期中药鲜药的使用有了飞跃性的发展。明代缪希雍在治疗热病时注重清养津液，常将梨子、甘蔗、芦根榨汁治疗伤阴的病症。著名清代医家叶天士是温病学说的奠基人之一，他善用鲜药治疗温热病，比如用鲜荷叶、鲜莲子、鲜生地、鲜菖蒲根治疗暑热之邪，每每立效。叶氏养胃汤就含有鲜石斛、鲜沙参，用于滋养胃阴，体现了温病学说顾护阴液的理念。清代吴鞠通的新加香薷饮就用新鲜的扁豆花入药，他描述鲜扁豆花"凡花皆散且清轻入肺，鲜者更易发散，又能保液存阴"。近代医家张锡纯在其《医学衷中参西录》中记载白茅根用鲜品效果才显著。他运用鲜的白茅根治疗乳糜尿和黄疸。近代的京城四大名医孔伯华、萧龙友、施今墨、汪逢春都是使用鲜药的高手，在运用鲜药上有独到之处。南方名医丁甘仁善治温病，非常喜爱使用中药鲜药，这一点从他的医案中不难发现。有学者调查，在2000多种常用中草药中，有486种在传统用法中以鲜用为主。1988年湖北省中医药研究院医史文献研究室编写的《本草纲目精要》收集具有代表性的药物409种，据不完全统计，鲜品药物有70种。复方鲜竹沥液是现今治疗咳嗽的一款常见中成药，它的主药就是鲜竹沥，疗效肯定。

中药鲜药用于药膳在民间更是深入和流传，在四川、云南、贵州地区，鲜折耳根（鲜鱼腥草）常常是饭桌上的美味佳肴。据说"三月三"的荠菜是灵丹妙药，荠菜饺子至今仍是家常便饭。鲜马齿苋可以凉拌、煮粥等，非常受欢迎。中药鲜药的使用渊源可谓亘古之遥，鲜药的发展更是从古至今从未间断。

第二节 中药鲜药的临床运用概况

辨证论治是中医认识疾病和治疗疾病的根本，鲜药多甘寒凉润，有其自身的特性和不可替代性。鲜药的存在和发展正是因为临床治疗的需要。鲜药在中医临床运用上不但历史悠久，而且范围较广，鲜药的功能及临床效果亦非常强大。

《岳美中全集》记载的前人古方神仙粥（七个葱须五片姜，一把糯米熬成汤，熬熟兑入半杯醋，老人感冒保安康）就是使用中药鲜药治疗感冒，尤其在感冒初期，神仙粥效果显著。用柚子皮煮水可治疗感冒伴咽喉肿痛。温病大家薛雪用鲜生地汁、甘蔗汁、鲜白茅根、鲜芦根等鲜药治疗温病，特别是温病后期人体津液耗伤时，使用起来效果更是立竿见影。吴鞠通的"清络饮"由鲜生地、鲜菖蒲、鲜荷叶、鲜扁豆花、西瓜翠衣、鲜竹叶、鲜金银花等鲜药组成，有透肺中邪热、养阴、芳香化浊、导热下行的作用，用以治疗暑热伤及肺络的病症。民间也常用新鲜的西瓜翠衣治疗中暑，用鲜藿香叶治疗暑湿较重的情况。

在外科的疮疡肿毒方面，鲜药运用更是普遍。痄腮是比较常见的外科疾病，属于肝胆火盛，或因胃肠积热而发。以前医疗条件不发达，老百姓大多数都是自己采些鲜药治疗，常用马鞭草、紫花地丁、鸭跖草、马齿苋、穿心莲、蒲公英等新鲜草药捣烂外敷，也可用鲜蚯蚓拌白糖外敷。乳痈，即乳腺炎，由外邪入侵，肝气郁结，胃经郁热而致，常用新鲜的草药，如野菊花、仙人掌、蒲公英、马鞭草、夏枯草、积雪草、旱莲草等捣烂外敷，也可同时榨汁或鲜品煮水内服。《备急千金要方》载有孙思邈用鲜蒲公英根的白色乳液治疗恶刺疮肿的病案。清代医家张璐在《本经逢原》指出，蒲公英必须是鲜品捣汁和酒同服，治乳痈方能速效。

另外，鲜药在治疗吐血、衄血、咯血、便血等血证方面也独树一帜。鲜药不但寒凉可清实热；其性又滋润，可滋阴清虚热，津生热退，故能止妄行之热血。南宋陈自明编写的《妇人大全良方》中，四生丸用四种新鲜药材组成，治疗血热妄行、内热炽盛的病症。明代缪希雍在《本草经疏》中言明："藕禀土气以生……生者甘寒能凉血止血。"类似痢疾这样的肠道感染性疾病，中药鲜药也有用武之地。

从古到今，从文献记载到民间流传，有大量使用鲜药的临床经验，常用鲜药有蒲公英、白茅根、荷叶、小蓟、生地、藕节、芦根、马齿苋、生姜等，可以生食或取汁入药。鲜药的解毒功效也很卓越，《本草纲目》中列举解草木之毒药物127味，其中43味是鲜药自然汁。《备急千金要方》解百药毒中记载菖蒲汁解大戟毒，葛根汁解野葛毒，蓝汁解射罔毒等。民间运用鲜药解毒非常普遍，直到现今，我们仍用紫苏汁、生姜解虾蟹之毒。综上可见，鲜药的运用广泛且涉及疾病门类众多。

再看看中药鲜药在现代临床运用中的表现。有学者研究认为，鲜竹沥豁痰下气，能够治疗气厥，并有医案证明。也有学者用鲜蒲公英、鲜桔梗、鲜芦根治疗急性支气管炎，用鲜生地、鲜小蓟、鲜芦根治疗支气管扩张，用鲜马齿苋、鲜地榆、鲜白头翁治疗急性细菌性痢疾，均获佳效。孙一民教授用鲜中药组成的"四鲜汤"治疗急性白血病，效果斐然，创造了鲜药治疗血液病的奇迹。王泽民总结孙一民教授的经验，选用大剂量甘寒养阴的鲜中药治疗难治性白血病76例，总缓解率达67.1%，为鲜中药治疗血液病提供了有力佐证。有医者应用鲜鬼针草治疗高血压左心室肥厚，结果表明鲜鬼针草降压效果良好，可显著改善心肌功能，并有逆转可能，临床疗效显著。也有人用鲜仙人掌治疗各种原因引起的静脉炎，总有效率达96.6%。有人在儿科领域用鲜荷叶为主治疗小儿夜尿、夏季热病、婴幼儿胎疮和肾炎水肿。也有人用单品鲜小蓟治疗热淋有效，鲜败酱草内服外用治疗常见外科疾病扁平疣。可见，对鲜药中药的现代研究的方式方法是多种多样的，研究结果确实有理有据，对于鲜药的运用更有说服力。

第三节　中药鲜药的特色与优势

中药鲜药应用是中医治疗用药的特色。中药鲜药有别于其他制品的特性和功用，才是它能够发展壮大的根本。有人认为中药配方中完全以"干"代"鲜"不足取，认为鲜药现在少见的原因为认识不足、盈利不多、保鲜不易。现今的情况，确实是中药饮片便于储藏运输，中药鲜药由于运输和储藏条件的限制并没有得到很好的推广。然而，鲜品中药对比干品确实有自身的优势。首先，寒凉性药鲜品较干品偏凉偏润；其次，辛香气药鲜品较干品味厚力峻；还有，鲜药药汁润燥力强于干品；另外，药汁疗疾起效快。现代研究证明，在清热生津和止血的功效上，鲜地黄的作用胜于干地黄，与历代医家的观点相吻合；鲜品佩兰在抗炎活性和对淀粉酶活性的增强方面明显优于干品；生姜的止呕、退热及抗刺激作用明显优于干姜；鲜鱼腥草的抑菌、抗炎和止咳的药理活性优于干品；鲜药熬制的四生丸汤的促凝血功能比干品熬制的强。从以上研究可以看出，鲜品中药对于某些疾病的疗效明显高于干品，鲜药的价值不可忽视。鲜品中药多数具有寒凉甘润、滋阴生津、芳香的特性。中医认为用药如用兵，讲究对症下药。鲜药的临床疗效才是它更具生命力的根基。

社会不断发展，现代科技日新月异，人们对自身的健康要求越来越高，对于养生也越来越重视，如现今非常流行的自然疗法让中药鲜药有了一展所长的契机。国外的一些植物药物研究虽不属于以中医基础理论为支持的鲜中药研究范畴，但是仍能给我们启迪。比如，德国学者对马栗树种子的提取物进行研究和临床运用，它已经成为促进静脉回流效果极佳的临床药物。又如，临床上常用的化痰药物桉柠蒎，也是植物提取物。

我们认为，当下只停留在恢复鲜药的使用上是远远不够的，应进一步进行鲜药方剂的研究和开发。

第二章 临床常用中药鲜药

···◆ 蒲公英 ◆···

Púgōngyīng
TARAXACI HERBA

【别名】蒙古蒲公英、黄花地丁、婆婆丁、灯笼草（湖北）、姑姑英（内蒙古）、地丁、凫公英、蒲公草、耩耨草、仆公英、仆公罂、金簪草、孛孛丁菜、黄花苗、黄花郎、鹁鸪英、白鼓丁、蒲公丁、真痰草、狗乳草、奶汁草、残飞坠、黄狗头、卜地蜈蚣、鬼灯笼、羊奶奶草、双英卜地、黄花草、古古丁。

【产地与生长环境】

国内分布：黑龙江、吉林、辽宁、内蒙古、河北、山西、陕西、甘肃、青海、山东、江苏、安徽、浙江、福建北部、台湾、河南、湖北、湖南、广东北部、四川、贵州、云南。

国外分布：朝鲜、蒙古、俄罗斯。广泛生于中、低海拔地区的山坡、草地、路边、田野、河滩。

【来源】本品为菊科植物蒲公英 *Taraxacum mongolicum* Hand.-Mazz.、碱地蒲公英 *Taraxacum borealisinense* Kitam.或同属数种植物的干燥全草。

【采收加工】春至秋季花初开时采挖，除去杂质，洗净，晒干，入药部位为蒲公英全草。

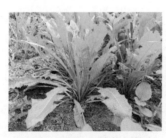 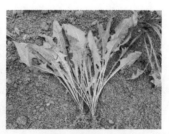 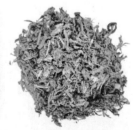

图1 生长中的蒲公英   图2 鲜蒲公英   图3 干燥处理后的蒲公英

【性味与归经】苦、甘，寒。归肝、胃经。

【功能与主治】具有清热解毒、消肿散结、利尿通淋功效，用于疔疮肿毒、乳痈、瘰疬、目赤、咽痛、肺痈、肠痈、湿热黄疸、热淋涩痛等。

【用法与用量】干用：10~15g。鲜用：治疗白血病、食管癌可用500g水煎服，治疗乳腺癌可用500g水煎服或捣汁外敷。

【贮藏】置通风干燥处，防潮，防蛀。

【现代药学研究】

1.化学成分　目前，已从国产蒲公英及其同属植物中提取分离出的化学成分主要包括糖苷类、黄酮类、皂苷类、酚酸类、有机酸类、萜类、植物甾醇类、多糖类、脂肪酸类、香豆素类、木质素类等。其中多糖类物质占其干重的30%~50%。

2.药理作用　蒲公英药理作用广泛，涉及抗癌、抗炎、抑菌、抗病毒、降糖、抗氧化、调节免疫等多个方面。

蒲公英的抗癌作用主要通过各种调节细胞生长和死亡的信号通路直接抑制肿瘤细胞的增殖、迁移、侵袭，促进细胞凋亡，阻滞细胞周期，延缓肿瘤进程。或通过调节肿瘤微环境间接影响肿瘤细胞，发挥抗癌效应。基础研究表明，蒲公英可以调节的肿瘤类型广泛，涉及前列腺癌、肝癌、乳腺癌、胃癌、胰腺癌、宫颈癌、非小细胞肺癌等。

黄酮类化合物被认为是蒲公英抗炎的有效成分。蒲公英的乙醇提取物和水提物可以通过抑制炎性细胞因子的分泌或蛋白表达发挥抗炎作用。

蒲公英根、茎、叶和花均有抑菌效果，但不同部位抑菌能力不同。研究表明，蒲公英对金黄色葡萄球菌、沙门菌、粪肠球菌、霍乱弧菌、鲍曼不动杆菌、枯草芽孢杆菌、铜绿假单胞菌、肺炎克雷伯菌和大肠埃希菌等有不同程度的抑菌作用。绿原酸、咖啡酸和黄酮类成分可能是其抑菌作用的有效成分。

抗病毒也是蒲公英的重要药理作用之一。临床研究表明蒲公英配伍黄芪、栀子、丹参、大蒜的汤剂可以有效抑制乙肝病毒。动物实验表明，蒲公英的乙酸乙酯和石油醚萃取物在体外可以有效抑制甲型H1N1流感病毒。

蒲公英由于含有大量多糖而具有降血糖的作用。基础研究证实，蒲公英多糖能够抑制 α-葡萄糖苷酶和蛋白酪氨酸磷酸酶1B的活性，调节糖代谢，阻断小肠对葡萄糖的吸收，抑制麦芽糖的水解，进而发挥降糖作用。

蒲公英能够减轻氧化损伤，对实验性胃溃疡具有一定的治疗作用。黄酮类成分是蒲公英发挥抗氧化作用的主要物质之一，其作用机制包括增加体内超氧化物歧化酶的活性，降低丙二醛和一氧化氮含量，上调内源性抗氧化因子的水平，清除自由基和活性氧等。

蒲公英多糖能够通过增强荷瘤小鼠模型迟发型超敏反应强度和抗体依赖性巨噬细胞的细胞毒作用发挥免疫调节作用。

此外，蒲公英还具有一定的降血脂、保肝、利胆、抗血栓、利尿等作用。

【临床应用】

1.古代应用　蒲公英作为药食兼用的植物，在临床的应用历史悠久。各个历史时期的中医药古籍不同程度地记载了蒲公英的药性及其在疾病治疗中的作用。

《唐本草》："蒲公草，叶似苦苣，花黄，断有白汁，人皆啖之。"

《本草图经》："蒲公草……俗呼为蒲公英，语讹为仆公罂是也。水煮汁以疗妇人乳痈，又捣以傅疮，皆佳。又治恶刺及狐尿刺。"

《本草衍义补遗》："蒲公草又名蒲公英，属土，开黄花似菊花，化热毒，消恶肿结核……解食毒，散滞气。"

《滇南本草》："又名婆婆丁。味苦、平，性微寒。治妇人乳结、乳痈，红肿疼痛，乳筋梗硬作肿胀，服之立效。敷诸疮肿毒，疥癞癣疮。祛风，消诸疮毒，散瘰疬结核。止小便血，治五淋癃闭，利膀胱。"

《本草纲目》："释名耨草、金簪草、黄花地丁。气味（苗）甘、平，无毒。主治乳痈红肿。用蒲公英一两，一起捣烂，加水二碗煎成一碗，饭前服。疳疮疔毒，用蒲公英捣烂敷涂，同时又捣汁和酒煎服。"

《本草经疏》："蒲公英味甘平，其性无毒。当是入肝入胃，解热凉血之要药。乳痈属肝经，妇人经行后，肝经主事，故主妇人乳痈肿乳毒，并宜生啖之良。"

《本草述》："蒲公英，甘而微余苦，是甘平而兼有微寒者也。希雍有曰：甘平之剂点朗肝肾。昧此一语，则知其入胃而兼入肝肾矣，不然，安能凉血、乌须发，以合于冲任之血脏乎？即是思之，则东垣所谓肾经必用者，尤当推而广之，不当止以前所主治尽之也。"

《本草新编》："蒲公英，味苦，气平，无毒。入阳明、太阴。溃坚肿，消结核，解食毒，散滞气""至贱而有大功，惜世人不知用之。阳明之火，每至燎原，用白虎汤以泻火，未免太伤胃气。盖胃中之火盛，由于胃中土衰也，泻火而土愈衰矣。故用白虎汤以泻胃火，乃一时之极宜，而不可恃之为经久也。蒲公英亦泻胃火之药，但其气甚平，既能泻火，又不损土，可以长服久服而无碍。凡系阳明之火起者，俱可大剂服之，火退而胃气自生。但其泻火之力甚微，必须多用一两，少亦五六钱，始可散邪辅正耳。或问：蒲公英泻火，止泻阳明之火，不识各经之火，亦可尽消之乎？曰：火之最烈者，无过阳明之焰，阳明之火降，而各经余火无不尽消。蒲公英虽非各经之药，而各经之火见蒲公英而尽伏，即谓蒲公英能消各经之火，亦无不可也。或问：蒲公英与金银花同是消痈化疡之物，二物毕竟孰胜？夫蒲公英止入阳明、太阴二经，而金银花则无经不入，蒲公英不可与金银花同于功用也。然金银花得蒲公英而其功更大。蒲公英煎膏，尤胜于生用。煎之法，每次须百斤，石臼内捣烂，铁锅内用水煎之。一锅水煎至七分，盛于布袋之内，沥取清汁。每大锅可煮十斤，十次煮完，俱取清汁，入于大锅内"。

《医林纂要》："蒲公英点能化热毒，解食毒，消肿核，疗疔毒乳痈，皆泻火安上之功。通乳汁，以形用也。固齿牙，去阳阴热也。人言一茎两花，高尺许，根下大如拳，旁有人形拱抱，捣汁酒和，治噎膈神效。吾所见皆一茎一花，亦鲜高及尺者，然以治噎膈。"

《纲目拾遗》："疗一切毒虫蛇伤。"

《本草求真》："入阳明胃、厥阴肝，凉血解热，故乳痈、乳岩为首重焉。缘乳头属肝，乳房属胃，乳痈、乳岩多因热盛血滞，用此直入二经，外敷散肿臻效，内消须同夏枯、贝母、连翘、白英等药同治。"

《本草正义》："其性清凉，治一切疔疮、痈疡、红肿热毒诸证，可服可敷，颇有应验，而治乳痈乳疖，红肿坚块，尤为捷效。鲜者捣汁温服，干者煎服，一味亦可治之，而煎药方中必不可缺也。"

除了单用，蒲公英与其他药味配伍应用古籍亦有记载。例如，出自《疡科选粹》的橘皮散使用蒲公英配伍青皮，缓解妇人拂意忧郁，乳内有核；出自《外科大成》的升麻四物汤使用蒲公英配伍当归、川芎，治疗血虚牙痛；出自《洞天奥旨》的王公汤使用蒲公英配伍王不留行，治疗小肠痈；出自《医宗金鉴》的五味消毒饮使用蒲公英配伍金银花，治疗痈疮疖肿和疔毒；出自《治疗汇要》的外证败毒散使用蒲公英结合防风，共治疗疮初起轻者，等等。

2.现代应用 医学研究认为蒲公英具有多种药理活性，决定了其临床应用也比较广泛，涉及肿瘤、炎症疾病、感染性疾病等多个领域。蒲公英单用可以治疗甲亢突眼、单纯疱疹病毒性角膜炎、复发性口腔溃疡、牙周炎、急性乳腺炎、血栓性外痔等，或促进产后恢复、降低伤口感染率等。

现代医家应用蒲公英配伍其他药味，或与西药联用，治疗各种炎症或感染性疾病。如蒲公英配伍陈皮、甘草治疗乳痈，配伍紫花地丁治疗传染性热证所致的头面肿痛、幽门螺杆菌导致的胃炎、气滞虚热型肠道淋巴结炎、下焦湿热型泌尿系感染，配伍夏枯草治疗火郁所致的结节性甲状腺肿，配伍浙贝治疗风热郁于肌肤导致的痤疮、热毒郁肺型急慢性咽喉炎、湿热下注型急慢性盆腔炎、肝气郁结型乳腺结节，配伍薏苡仁治疗胃肠实热型慢性胃炎、胃溃疡，配伍半夏治疗脾虚肝实夹瘀所致的慢性胃炎。与白芍合用治疗慢性浅表性胃炎；与丹皮合用治疗脾肾两虚、湿热下注所致的宫颈糜烂；与千里光、仙人掌合用治疗热毒所致的流行性腮腺炎；与黄芪合用治疗各种原因导致的慢性胃炎、胃溃疡、胁痛、贝赫切特综合征、淋证；与大青叶、黄芩合用治疗肺胃热盛所致的急性化脓性扁桃体炎；与生地、黄芩合用可缓解皮肤溃疡；与金银花合用治疗湿热蕴结所致的复发性皮肤疖肿、风热及热毒所致的毒虫蜇伤、麦粒肿、急性盆腔炎；与芒硝合用外敷消炎消肿，缓解化疗药物外渗及妇产科术后腹部切口硬结；与苦参、白鲜皮合用治疗急性、亚急性湿疹；与茵陈、柴胡合用治疗急性胆囊炎；与生麦芽、丝瓜络合用治疗急性乳腺炎（哺乳期）；与白花蛇舌草、生薏苡仁、当归、党参、炒苍术、炒建曲、醋郁金合用治疗胃癌；与益母草合用治疗产后缩宫痛；与黄药子、夏枯草、牡蛎、连翘、天花粉、法半夏、浙贝母、白术、当归、陈皮合用治疗瘰疬痰核。此外，蒲公英联合茵陈二苓汤还可治疗脾虚湿热型脂溢性脱发。

鲜蒲公英在临床亦有广泛应用。侗族医学使用鲜蒲公英治疗黄蜂蜇伤。鲜蒲公英内服可以治疗小儿热性便秘和痔疮，捣碎外用可治疗烧烫伤、乳腺炎、早期睑腺炎、小面积灼伤合并感染、皮肤化脓性感染、额下腺及颌下软组织炎、颈背蜂窝织炎等，取汁滴耳治疗中耳炎。鲜蒲公英配伍败酱草、延胡索、甘草内服，配伍冰片外用，可以治疗阑尾炎。配伍紫花地丁内服，配伍冰片外用，可以治疗急性胆囊炎。

····◆ **白茅根** ◆····

Báimáogēn
IMPERATAE RHIZOMA

【别名】丝茅、茅针、茅根、丝毛草根、茹根、地菅、地筋、兼杜、白茅菅、白花茅根、万根草、茅草根、地节根、坚草根、甜草根、丝毛草根、寒草根。

【产地】

国内分布：产于山东、河南、陕西、江苏、浙江、安徽、江西、湖南、湖北、福建、台湾、广东、海南、广西、贵州、四川、云南、西藏等地，为南部各省草地的优势植物。

国外分布：广布于东半球和温暖地区，自非洲东南部、马达加斯加、阿富汗、伊朗、印度、锡金、斯里兰卡、马来西亚、印度尼西亚、菲律宾、日本至大洋洲。

【生长环境】其适应性强，生态幅度广，自谷地河床至干旱草地，均有分布。是森林砍伐或火烧迹地的先锋植物，也是空旷地、果园地、撂荒地及田坎、堤岸和路边的极常见植物。

【来源】本品为禾本科植物白茅 *Imperata cylindrica* Beauv. var. *major*（Nees）C. E. Hubb. 的干燥根茎。

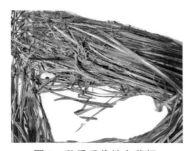
图4 秋季采收的白茅根

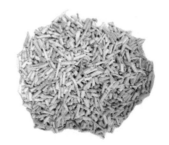
图5 干燥处理后的白茅根

【采收加工】春、秋二季采挖，洗净，晒干，除去须根和膜质叶鞘，捆成小把。

【性状】本品呈长圆柱形，长30~60cm，直径0.2~0.4cm。其表面黄白色或淡黄色，微有光泽，具纵皱纹，节明显，稍突起，节间长短不等，通常长1.5~3cm。体轻，质略脆，断面皮部白色，多有裂隙，放射状排列，中柱淡黄色，易与皮部剥离。气微，味微甜。

【性味与归经】甘，寒。归肺、胃、膀胱经。

【功能与主治】具有凉血止血、清热利尿功效。用于血热吐血、衄血、尿血，热病烦渴，湿热黄疸，水肿尿少，热淋涩痛等。

【用法与用量】干用：9~30g。鲜用：250g。

【贮藏】置干燥处。

【现代药学研究】

1.化学成分　白茅根活性成分主要包括白头翁素、联苯双酯、有机酸类、香豆素类、丰富的钾盐及微量元素 Mg、Fe、Mn、Zn、Cu、Ca 等。

2.药理作用　白茅根生品和炒炭均具有止血作用，但生品与炒炭比较有显著性差异，作用机制可能为炭炒可提高血小板最大聚集力，促进凝血酶生成，降低血管通透性。白茅根水浸剂能够缓解肾小球血管痉挛，使肾血流量和肾小球滤过率增加，具有利尿作用，并能够消除尿蛋白、红细胞及管型。白茅根提取物对革兰氏阳性菌、革兰氏阴性菌和真菌均有一定抑制作用，且对大肠埃希菌的抑菌效果最明显。水煎液可以加速角叉菜胶所致的大鼠后足跖炎症反应的消退，具有抗炎作用。白茅根可以降低羟自由基，提高机体抗氧化能力，对酒精中毒所致的肝和脑损伤具有缓解作用。白茅根能够改善肾缺血，减少肾素产生，使血压恢复正常。此外，白茅根多糖对凝集素诱导的正常人外周血T淋巴细胞增殖有显著的促进作用，并能促进细胞从G1期进入S期，表明白茅根多糖具有调节人外周血T淋巴细胞免疫功能的效应。

【临床应用】

1.古代应用　古医籍中记载了其作用和用途，如下。

《名医别录》："主消渴客热，止小便利。"

《药性论》："能解大热，开胃，治噎哕不止。"

《唐本草》："疗呕逆不下食、胃中热、伤寒者弥良。"

《日华子本草》："治寒热时疾烦闷，好孕人心热，并泻痢人渴。"

《日用本草》："解河豚鱼毒。"

《本草蒙筌》："解酒毒、鱼蟹中毒。"

《本草原始》："治干呕霍乱。"

《玉楸药解》："清降肺胃，消荡郁烦，生津止渴，除呕下食，治噎哕懊恼。"

《医林纂要》："能渗湿行水，疗肺痈。"

《天宝本草》："清心益肾，去目雾，头晕，耳鸣，疮毒，夜梦颠倒，遗精。"

2.现代应用　白茅根对病毒性肝炎具有不同程度的治疗或缓解作用。文献报道，白茅根可以有效提高乙型肝炎表面抗原转阴率，说明其具有抗乙肝病毒能力。白茅根煎剂与利巴韦林等抗病毒药物联合应用治疗慢性丙型肝炎较单纯应用抗病毒药物在提高持续病毒学应答率、护肝降酶、减轻不良反应方面具有更好的疗效。白茅根分别配伍解酒清肝汤、消脂解酒方治疗酒精性脂肪肝均表现出较好的抗肝炎效果。在抗肿瘤方面，白茅根在治疗鼻咽部肿瘤、食管癌、肺癌、胃癌、直肠癌、膀胱癌方面均有应用。相对而言，白茅根在治疗血尿方面临床应用更多。例如白茅根配伍知母、山茱萸、茯苓等治疗阴虚型无症状性血尿，获良效；白茅根配伍太子参、山茱萸、白及、炒蒲黄等治疗脾肾气阴两虚、湿热夹瘀型血尿，亦效果明显；白茅根配伍苦参、石韦、车前草、木通、瞿麦、萹蓄、栀子、蒲公英、柴胡、六一散、黄柏、白花蛇舌草治疗淋证患者，亦获佳效。

鲜茅根对急性肾炎具有一定的疗效。文献报道，鲜茅根可配伍生地黄治疗阴虚内热型肾炎；鲜茅根配伍白茯苓、猪苓、泽泻、桂枝可用于治疗急性兼表证型肾炎等。

···◆ 荷叶 ◆···

Héyè
NELUMBINIS FOLIUM

【别名】莲花、芙蕖、芙蓉、菡萏、荷花、蕅。

【产地】

国内分布：产于我国南北各省。

国外分布：俄罗斯、朝鲜、日本、印度、越南，亚洲南部和大洋洲均有分布。

【生长环境】自生或栽培在池塘、水田内。

【来源】本品为睡莲科植物莲 *Nelumbo nucifera* Gaertn. 的干燥叶。

【采收加工】夏、秋二季采收，晒至七八成干时除去叶柄，折成半圆形或折扇形，干燥。

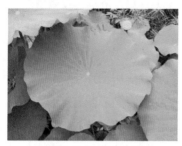

图6　生长中的鲜荷叶

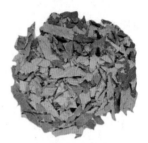

图7　干燥加工后的荷叶

【性状】本品呈半圆形或折扇形，展开后呈类圆形，全缘或稍呈波状，直径20~50cm。叶的上面呈深绿色或黄绿色，较粗糙；叶的下面呈淡灰棕色，较光滑，有粗脉21~22条，自中心向四周射出；中心有突起的叶柄残基。其质脆，易破碎，稍有清香气，味微苦。

【性味与归经】苦，平。归肝、脾、胃经。

【功能与主治】具有清暑化湿、升发清阳、凉血止血功效，用于暑热烦渴，暑湿泄泻，脾虚泄泻，血热吐衄，便血崩漏等。荷叶炭具有收涩化瘀止血功效，主要用于出血症和产后血晕等。

【用法与用量】干用：3~10g，荷叶炭3~6g。鲜用：200g或鲜荷叶半张。

【贮藏】置通风干燥处，防蛀。

【现代药学研究】

1.化学成分　荷叶的化学成分是很复杂的，经过国内外学者多年深入研究，至今已从荷叶中分离出多种化学成分，如生物碱、有机酸、挥发油、黄酮、皂苷、甾体、维生素、脂质、蛋白质、碳水化合物等。

2.药理作用　荷叶生品及炭品均具有止血作用。基础研究表明，荷叶主要活性成分黄酮可明显降低高脂血症大鼠血清的甘油三酯，促进胆固醇代谢，从而降低胆固醇，同时降低大鼠体重并增强血清HDL-C、HL和LPL酶的活力，具有调节血脂合成，抵制肥胖的作用。荷叶饮、荷叶合剂等可以降低全血的比粘度，有效改善血液的浓稠状态。荷叶提取物对黑曲霉、酵母菌、青霉、红酵母具有一定的抑菌作用，对牙龈炎等致病菌具有较强抑制作用，可应用于牙膏产品中。荷叶水提物可显示出强抗氧化能力，是一种优良的抗氧化剂。荷叶中的苄基喹啉生物碱具有抗艾滋病病毒活性作用。在体外，荷叶碱具有非常显著的抗脊髓灰质炎病毒活力。

【临床应用】

1. 古代应用

《本草拾遗》："主血胀腹痛，产后胞衣不下，酒煮服之；又主食野菌毒，水煮服之。"

《日华子本草》："止渴，并产后口干，心肺燥，烦闷。"

《日用本草》："治呕血、吐血。"

《滇南本草》："上清头目之风热，止眩晕，清痰，泄气，止呕，头闷疼。"

《品汇精要》："治食蟹中毒。"

《本草纲目》："生发元气，裨助脾胃，涩精浊，散瘀血，清水肿、痈肿，发痘疮。治吐血、咯血、衄血、下血、溺血、血淋、崩中、产后恶血、损伤败血""闻人规《痘疹八十一论》云：痘疮已出，复为风寒外袭，则窍闭血凝，其点不长，或变黑色，此为倒靥，必身痛，四肢微厥，但温肌散邪，则热气复行而斑自出也，宜紫背荷叶散治之。盖荷叶能升发阳气，散瘀血，留好血，僵蚕能解结滞之气也，此药易得而活人甚多，胜于人牙、龙脑也。又戴原礼《证治要诀》云：荷叶服之，令人瘦劣，单服可以消阳水浮肿之气"。

《本草通玄》："开胃消食，止血固精。"

《本草备要》："洗肾囊风。"

《生草药性备要》："春汁，治白浊，（煅）存性，治莲疮。"

《医林纂要》："荷叶，功略同于藕及莲心，而多入肝分，平热、去湿，以行清气，以青入肝也。然苦涩之味，实以泻心肝而清金固水，故能去瘀、保精、除妄热、平气血也。"

《本草再新》："清凉解暑，止渴生津，治泻痢，解火热。"

2. 现代应用　临床广泛应用荷叶水煎剂治疗肥胖症、高脂血症、动脉粥样硬化等，具有一定的疗效。含荷叶的复方，如降脂宁片等，主要用于防治冠心病、动脉粥样硬化及高脂血症。此外，多种保健品中含有荷叶，如天雁减肥茶、乌龙减肥茶等，主要用于预防冠心病、高血压、糖尿病、脑血管疾病等。鲜荷叶入汤剂亦可用于治疗肥胖症、高脂血症、动脉粥样硬化等疾病，但用量宜大于干品。

···◆ 小蓟 ◆···

Xiǎojì

CIRSII HERBA

【别名】大刺儿菜、野红花、猫蓟、青刺蓟、千针草、刺蓟菜、刺儿菜、青青菜、萋萋菜、枪刀菜、刺角菜、木刺艾、刺杆菜、刺刺芽、刺杀草、荠荠毛、小恶鸡婆、刺萝卜、小蓟姆、刺儿草、牛戳刺、刺尖头草、小刺盖。

【产地】

国内分布：除西藏、云南、广东、广西外，几遍全国各地。

国外分布：欧洲东部、中部、西西伯利亚及蒙古、朝鲜、日本广有分布。

【生长环境】生于山坡、河旁或荒地、田间，海拔170~2650m处。

【来源】本品为菊科植物刺儿菜*Cirsium setosum*（Willd.）MB.的干燥地上部分。

【采收加工】夏、秋二季花开时采割，除去杂质，晒干。

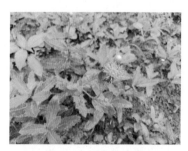
图8　生长中的小蓟

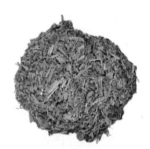
图9　干燥处理后的小蓟

【性状】本品茎呈圆柱形，有的上部分枝，长5~30cm，直径0.2~0.5cm；表面灰绿色或带紫色，具纵棱及白色柔毛；质脆，易折断，断面中空。叶互生，无柄或有短柄；叶片皱缩或破碎，完整者展平后呈长椭圆形或长圆状铍针形，长3~12cm，宽0.5~3cm；全缘或微齿裂至羽状深裂，齿尖具针刺；上表面绿褐色，下表面灰绿色，两面均具白色柔毛。头状花序单个或数个顶生。总苞钟状，苞片5~8层，黄绿色；花紫红色。气微，味微苦。

【性味与归经】甘、苦，凉。归心、肝经。

【功能与主治】具有凉血止血、散瘀解毒消痈功效。用于衄血，吐血，尿血，血淋，便血，崩漏，外伤出血，痈肿疮毒等。

【用法与用量】干用：5~12g。鲜用：500g。

【贮藏】置通风干燥处。

【现代药学研究】

1.化学成分　目前从小蓟中分离得到的化合物已超过100种，包括黄酮类、萜类、苯丙素类、苯乙醇苷类、生物碱、香豆素、植物甾醇及有机酸类等，其中黄酮类化合物为其特征性化学成分。

2.药理作用　小蓟具有止血、凝血、抗菌、抗炎及收缩血管等多种药理活性。基础研究证实，小蓟正丁醇部位、总黄酮部位具有显著的凝血和止血作用，乙酸乙酯部位可以降低小鼠凝血、出血时间和出血量，具有一定的止血作用。小蓟有效成分酪胺和去甲酪胺可以调节去甲肾上腺素的合成，促进血管收缩，进而发挥止血作用。绿原酸和咖啡酸可能为小蓟止血的有效成分，二者均可缩短凝血及出血时间。此外，小蓟止血凝血的机制还包括升高血小板数目，促进血小板聚集及增高凝血酶活性，抑制纤维蛋白的溶解，加速凝血而止血。小蓟对金黄色葡萄球菌、溶血性链球菌、肺炎链球菌、大肠埃希菌、伤寒沙门菌、铜绿假单胞菌、白假丝酵母菌等所致的常见感染均有一定的抑制作用。酚羟基可能是发挥抗菌作用的主要官能团。体外研究表明，小蓟能够下调肾小球系膜细胞NF-κB和FN蛋白表达的水平，激活核因子信号转导通路，减轻肾小球损伤，减缓肾小球硬化。小蓟还能够改善大鼠心功能不全症状，降低炎症介质的水平，具有抗炎作用。小蓟有效成分还可提高体内谷胱甘肽过氧化物酶、过氧化氢酶的活性，增强抑制羟自由基和机体清除活性氧的能力，从而抑制细胞膜脂质过氧化，保护蛋白质和核酸，减少细胞坏死。小蓟含有微量元素硒，可激发白细胞的吞噬能力，增强机体抗肿瘤的能力。小蓟水提液可诱发肿瘤细胞的皱缩、裂碎等形态变化和细胞生长受限，对肺癌A549细胞、乳腺癌MDA-MB-231细胞、肝癌HepG2细胞、宫颈癌Hela细胞、白血病K562细胞和胃癌BGC823细胞的生长有抑制作用。小蓟所含的儿茶酚胺类物质能激动α、β受体，加强心肌收缩力，提高心肌兴奋性，收缩皮肤黏膜血管平滑肌，升高血压。小蓟总黄酮可降低血糖、胆固醇、甘油三酯和低密度脂蛋白水平，改善胰岛B细胞功能，改善脂质代谢紊乱。小蓟还具有抗衰老，抗疲劳，镇静，收缩胃肠道、支气管平滑肌等作用。

【临床应用】

1.古代应用

《名医别录》："养精保血。"

《唐本草》："大、小蓟皆能破血，但大蓟兼疗痈肿，而小蓟专主血，不能消肿也。"

《食疗本草》："取菜煮食之，除风热。根，主崩中，又女子月候伤过，捣汁半升服之。金疮血不止，接叶封之。夏月热，烦闷不止，捣叶取汁半升服之。"

《本草拾遗》："破宿血，止新血，暴下血，血痢（痢一作崩），金疮出血，呕吐等，绞取汁温服，作煎和糖，合金疮及蜘蛛蛇蝎毒，服之亦佳。"

《日华子本草》："小蓟力微，只可退热，不似大蓟能补养下气""根，治热毒风并胸膈烦闷，开胃下食，退热，补虚损。苗，去烦热，生研汁服"。

《本草图经》："生捣根绞汁服，以止吐血、衄血、下血。"

《本草汇言》："沈则施云，按二蓟治血止血之外无他长，不能益人。如前人云养精保血，补虚开胃之说，不可依从。"

《纲目拾遗》："清火疏风豁痰，解一切疔疮痈疽肿毒。"

《本草求原》："大蓟、小蓟二味，根、叶俱苦甘气平，能升能降，能破血，又能止血。小蓟则甘平胜，不甚苦，专以退热去烦，使火清而血归经，是保血在于凉血。"

《分类草药性》："治血淋胀痛，跌打损伤，红崩，白带。"

2.**现代应用**　小蓟擅治泌尿系统的尿血、血淋、肾炎等疾病，亦常与大蓟合用治疗各种出血症。临床试验表明，以小蓟为君药的方剂小蓟饮子能够抑制前列腺内血管生成，有效减少经尿道前列腺电切术中的出血量，对前列腺增生患者术后出现的膀胱痉挛与术后出血等并发症疗效显著。小蓟饮子加减联合凝血酶可明显减轻膀胱癌患者大出血症状，提高患者生存质量。小蓟止血汤治疗IgA肾病，可明显减少尿中红细胞和蛋白质的含量，修复已断裂的肾小球基底膜，临床治愈率远高于单纯的西药治疗。加味小蓟饮子对于过敏性紫癜性肾炎和原发性肾小球性血尿有良好的临床疗效，在提高患者整体治疗效果，改善中医症状，降低尿蛋白、尿红细胞等方面效果显著。临床应用小蓟煎汤、鲜白茅根冲服玳瑁粉，对急性白血病鼻衄具有良好的治疗效果。以小蓟生品入药的小蓟流浸膏、小蓟段的水煎剂常用于治疗湿热症及各种急、慢性炎症。此外，小蓟配伍其他中药也可治疗功能性子宫出血、痢疾、关节炎、顽固性失眠、黄疸和肝炎等疾病。

小蓟也是一种食用价值较高的野菜，可用来炒食或做汤。小蓟富含氨基酸、维生素、胡萝卜素及 Ca、Fe 等多种人体所需微量元素，具有较好的食疗价值。其中酸性多糖类物质能增强人体的免疫力，兴奋骨髓造血功能；膳食纤维可促进胃肠蠕动，减少脂肪吸收，有助于减肥；Fe、Ca、Zn、Mn等微量元素对神经系统的发育、肌肉兴奋性的维持和机体内正常生化反应的进行具有重要作用。经常食用小蓟有助于预防心脑血管疾病，通利小便，改善泌尿功能。

小蓟的鲜汁常用作外科创伤性出血及痈疮的治疗，将小蓟鲜品捣烂敷于患处，可减轻疮疡所致的肿痛。鲜小蓟配伍鲜茅根及鲜藕节组成的三鲜饮则具有凉血止血、清热消肿的功效。鲜小蓟配伍鲜蒲公英、鲜生地、鲜白茅根组成的四鲜汤则具有养阴清热、凉血止血的功效，治疗阴虚内热型白血病、血小板减少性紫癜、骨髓增生异常综合征、再生障碍性贫血等。

···◆ 地黄 ◆···

Dìhuáng
REHMANNIAE RADIX

【别名】酒壶花、地髓。

【产地】

国内分布：产于辽宁、河北、河南、山东、山西、陕西、甘肃、内蒙古、江苏、湖北等地。此外，国内各地均有栽培。

国外分布：国外均有栽培。

【生长环境】于海拔50~1100m之砂质土壤、荒山坡、山脚、墙边、路旁等处。

【来源】本品为玄参科植物地黄*Rehmannia glutinosa* Libosch.的新鲜或干燥块根。

【采收加工】秋季采挖，除去芦头、须根及泥沙，鲜用；或将地黄缓缓烘至八成干。前者习称"鲜地黄"，后者习称"生地黄"。

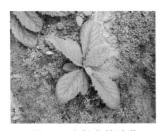
图10 生长中的地黄

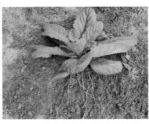
图11 鲜地黄

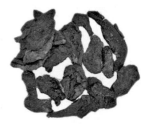
图12 生地黄

【性状】

鲜地黄：呈纺锤形或条状，长8~24cm，直径2~9cm。外皮薄，表面鲜时黄色，具弯曲的纵皱纹、芽痕、横长皮孔样突起及不规则瘢痕。肉质，易断，断面皮部淡黄白色，可见橘红色油点，木部黄白色，导管呈放射状排列。气微，味微甜、微苦。

生地黄：多呈不规则的团块状或长圆形，中间膨大，两端稍细，有的细小，长条状，稍扁而扭曲，长6~12cm，直径2~6cm。表面棕黑色或棕灰色，极皱缩，具不规则的横曲纹。体重，质较软而韧，不易折断，断面棕黄色至黑色或乌黑色，有光泽，具黏性。气微，味微甜。

熟地黄：为不规则的块片、碎块，大小、厚薄不一。表面乌黑色，有光泽，黏性大。质柔软而带韧性，不易折断，断面乌黑色，有光泽。气微，味甜。

【性味与归经】鲜地黄甘、苦，寒。生地黄甘，寒。熟地黄甘，微温。归心、肝、肾经。

【功能与主治】

鲜地黄：具有清热生津、凉血、止血功效，用于热病伤阴，舌绛烦渴，温毒发斑，吐血，衄血，咽喉肿痛等。

生地黄：具有清热凉血、养阴生津功效，用于热入营血，温毒发斑，吐血衄血，热病伤阴，舌绛烦渴，津伤便秘，阴虚发热，骨蒸劳热，内热消渴等。

熟地黄：具有滋阴补血、益精填髓功效，用于肝肾阴虚，腰膝酸软，骨蒸潮热，盗汗遗精，内热消渴，血虚萎黄，心悸怔忡，月经不调，崩漏下血，眩晕耳鸣，须发早白等。

【用法与用量】干用：10~15g。鲜用：250g。

【贮藏】鲜地黄埋在沙土中，防冻；生地黄置通风干燥处，防霉，防蛀。

【现代药学研究】

1.化学成分　迄今为止，从鲜地黄、生地黄、熟地黄、地黄叶及地黄愈伤组织中，共分离鉴定出化合物200余种，主要为环烯醚萜苷类、紫罗兰酮类和苯乙醇类化合物，此外还包括三萜类、黄酮类、木脂素类、酚酸类、氨基酸类、挥发油类及无机元素等其他类化合物。

2.药理作用　现代药理学研究表明，地黄对人体血液系统、心脑血管系统、中枢神经系统和免疫系统均有显著调节作用，此外还具有调节血糖和血脂、抗肿瘤、抑菌、抗胃溃疡及保肝等作用。

地黄多糖可以抑制血虚模型小鼠外周血骨髓有核细胞的下降，促进小鼠造血干细胞的增殖、分化，增加气血两虚模型小鼠血清中粒细胞-巨噬细胞集落刺激因子水平，维持造血前体细胞和成熟血细胞的增殖与分化，促进骨髓造血功能。地黄提取物能够升高贫血模型大鼠红细胞、血红蛋白、血浆促红细胞生成素水平，显著上调脑中促红细胞生成素及其受体水平，从而促进造血，发挥治疗贫血的作用。鲜地黄能够减轻血热出血大鼠舌、肺、胃部出血损伤的相关症状，改善异常的血液流变学、凝血系统指标，具有凉血止血功效。生地黄、炒生地黄炭和炒熟地黄炭均能缩短小鼠出血时间和凝血时间，具有一定止血作用，糖类、环烯醚萜苷类化合物可能为止血作用的有效成分。

临床研究表明，地黄饮子治疗心绞痛作用优于单硝酸异山梨醇酯，地黄饮子随症加减对脑梗死也有显著疗效。

地黄提取物能够改善东莨菪碱氢溴酸盐诱导的记忆缺陷模型大鼠的记忆障碍，增强胆碱能免疫反应，降低海马中白细胞介素-1β和肿瘤坏死因子的基因转录水平，提示地黄提取物可能通过刺激胆碱能酶活性改善认知并减轻炎症反应。

地黄提取物可不同程度地提高小鼠免疫器官指数、T淋巴细胞比值和免疫球蛋白水平，从而增强小鼠免疫功能。地黄可以抑制血浆蛋白氧化、脂质过氧化、红细胞溶血，清除自由基，延缓细胞衰老。地黄含有的水苏糖可抑制肝癌HepG2细胞、胃癌SGC-7901细胞的生长并促进其凋亡。

在糖脂代谢调节方面，地黄多糖能够降低糖尿病大鼠或小鼠的体质量、空腹血糖、甘油三酯、总胆固醇水平。地黄低聚糖可有效降低正常小鼠餐后血糖水平及α-葡萄糖苷酶的活性，在体外还可抑制肝H4IIE细胞中磷酸烯醇式丙酮酸羧化激酶基因的表达从而抑制肝脏糖异生。

在抑菌作用方面，生地黄色素能抑制枯草芽孢杆菌、金黄色葡萄球菌、大肠埃希菌活性，其中对枯草芽孢杆菌的抑制作用最强。地黄醋酸乙酯浸膏、正丁醇浸膏、不同浓度氯仿提取物等对大肠埃希菌、金色葡萄球菌、枯草杆菌等有明显抑菌作用。

除上述作用外，地黄寡糖连续给药21天，可改善CCl_4所致的肝损伤模型小鼠肝脏氧化损伤，增加谷胱甘肽、谷胱甘肽过氧化物酶和超氧化物歧化酶活性，降低总胆固醇和甘油三酯水平。

【临床应用】

1. 古代应用

《神农本草经》："味甘，寒。主治折跌，绝筋，伤中，逐血痹，填骨髓，长肌肉。作汤，除寒热积聚，除痹，生者尤良。"

《本草衍义》："地黄，经只言干、生二种，不言熟者，如血虚劳热，产后虚热，老人中虚燥热，须地黄者，若与生、干，常虑大寒，如此之类，故后世改用熟者。"

《本草纲目》："填骨髓，长肌肉，生精血，补五脏、内伤不足，通血脉，利耳目，黑须发，男子五劳七伤，女子伤中胞漏，经候不调，胎产百病""王硕《易简方》云：男子多阴虚，宜用熟地黄；女子多血热，宜用生地黄。又云：生地黄能生精血，天门冬引入所生之处；熟地黄能补精血，麦门冬引入所补之处。虞抟《医学正传》云：生地黄生血，而胃气弱者服之恐妨食；熟地黄补血，而痰饮多者服之恐泥膈。或云：生地黄酒炒则不妨胃，熟地黄姜汁炒则不泥膈，此皆得用地黄之精微者也"。

《本草汇言》："熟地稍温，其功更博。久病阴伤，新产血败，在所必需者也。但二地之性，凉而泥膈，凡产后恶食作泻，虽见发热、恶露作痛，不可用，误用则泄不止。凡阴虚咳嗽，内热骨蒸，或吐血等候，一见脾胃薄弱，大便不实，或天明溏泄，产后泄泻，产后不食，多病不食，俱禁用地黄。凡胸膈多痰，气道不利，升降窒塞，药宜通而不宜滞，汤丸中亦禁入地黄。设有气证当用而不可无者，则以桂心少佐可也。痰证当用而不可少者，则以姜汁拌炒可也。"

《本草正》："熟地黄性平，气味纯净，故能补五脏之真阴，而又于多血之脏为最要，得非脾胃经药耶？且夫人之所以有生者，气与血耳。气主阳而动，血主阴而静，补气以人参为主，而芪、术但可为之佐辅；补血以熟地为主，而芎、归但可为之佐。然在芪、术、芎、归则又有所当避，而人参、熟地则气血之必不可无。故凡诸经之阳气虚者，非人参不可；诸经之阴血虚者，非熟地不可。凡诸真阴亏损者，有为发热，为头疼，为焦渴，为喉痹，为嗽痰，为喘气，或脾肾寒逆为呕吐，或虚火载血于口鼻，或水泛于皮肤，或阴虚而泄利，或阳浮而狂躁，或阴脱而仆地。阴虚而神散者，非熟地之守不足以聚之；阴虚而火升者，非熟地之重不足以降之；阴虚而躁动者，非熟地之静不足以镇之；阴虚而刚急者，非熟地之甘不足以缓之；阴虚而水邪泛滥者，舍熟地何以自制；阴虚而真气散失者，舍熟地何以归源；阴虚而精血俱损，脂膏残薄者，舍熟地何以厚肠胃。且犹有最玄最妙者，则熟地兼散剂方能发汗，何也？以汗化于血，而无阴不作汗也。熟地兼温剂始能回阳，何也？以阳生于下，而无复不成乾也。然而阳性速，故人参少用，亦可成功，阴性缓，熟地非多，难以奏效。而今人有畏其滞腻者，则崔氏何以用肾气丸而治痰浮；有畏其滑泽者，则仲景何以用八味丸而医肾泄。又若制用之法，有用姜汁拌炒者，则必有中寒兼呕而后可；有用砂仁制者，则必有胀满不行而后可；有用酒拌炒者，则必有经络壅滞而后可。使无此数者，而必欲强用制法，是不知用熟地者正欲用其静重之妙，而反为散动以乱其性，何异画蛇而添足。今之人即欲用之补阴而必兼以渗利，则焉知补阴不利水，利水不补阴，而补之法不宜渗；即有用之补血而复疑其滞腻，则焉知血虚如燥土，旱极望云霓，而枯竭之肠极喜滋（润）。设不明此，则少用之尚欲兼之以利，又孰敢单用之而任之以多；单用而多且不敢，又孰敢再助以甘而尽其所长，是又何异因噎而废食也！"

《药品化义》："熟地，借酒蒸熟，味苦化甘，性凉变温，专入肝脏补血。因肝苦急，用甘缓之，兼主温胆，能益心血，更补肾水。凡内伤不足，苦志劳神，忧患伤血，纵欲耗精，调经胎产，皆宜用此。安五脏，和血脉，润肌肤，养心神，宁魂魄，滋补其阴，封填骨髓，为圣药也，取其气味浓厚，为浊中浊品，以补肝肾，故凡生熟地黄、天冬、麦冬、炙龟板、当归身、山茱萸、枸杞、牛膝皆黏腻濡润之剂，用滋阴血，所谓阴不足者，补之以味也。"

《本经逢原》："熟地黄，假火力蒸晒，转苦为甘，为阴中之阳，故能补肾中元气。必须蒸晒多次，若但煮熟，不加蒸、曝，虽服奚益……脐下痛，属肾脏精伤；胫股酸，系下元不足；目䀮䀮如无所见，乃水亏不能鉴物，皆肾所主之病，非熟地黄不除。"

《本草求真》："景岳尚论熟地，最为明确，独中所论脾肾寒逆为呕，可用地黄以治，是亦千虑之一失耳。夫既脾肾虚寒，则脾与肾已受寒累，正宜用以辛热，以为扫除，如太阳既至，坚冰自解，乃复坠以霜雪，投以阴剂，不更使寒滋甚乎。虽曰熟地性温，寒从温散，然寒至上逆为呕，则寒已甚，岂有熟地之温，而可令寒外散乎。但或阳盛阴微，阳借阴化，偶有感冒。用此杂于温散之中，或有见效；若真纯阴无火，厥气上逆则呕，则此又为深忌。"

《本草经读》："张景岳以百病之主俱从肾治，误以《神农本草经》上品服食之地黄，认为治病之药，滋润胶黏，反引邪气敛藏于少阴而无出路，以后虽服姜、附不热，服芩、连不寒，服参、术不补，服硝、黄不下，其故何哉？盖以熟地黄之胶黏善者，女人有孕四物汤为主，随症加入攻破之药而不伤，以四物汤中之熟地能护胎也，知其护胎之功，便可悟其护邪之害，胶黏之性，最善著物，如油入面，一著遂不能去也。"

《本草正义》："地黄，为补中补血良剂。古恒用其生而干者，故曰干地黄，即今之所谓原生地也。然《本经》独于此味用一干字，而又曰生者尤良，则指鲜者言之，可知干地、鲜地，六朝以前，本已分为两类，但辨别主治，犹未甚严。至《名医别录》，则更出生地黄一条，显与干地黄区别，其主治则干者补血益阴，鲜者凉血清火，功力治疗，不复相混。然究属寒凉之品，惟虚而有热者为宜，若真阴不充，而无热证，则用干地，犹嫌阴柔性质，不利于虚弱之脾胃。于是唐宋以来，有制为熟地黄之法，以砂仁和酒拌之，蒸晒多次，至中心纯黑，极熟为度，则借太阳之真阳，以变化其阴柔性质，俾中虚者服之，不患其凝滞难化，所以熟地黄且有微温之称，乃能补益真阴，并不虞其寒凉滑泄，是以清心胃之火者，一变而为滋养肝、脾、肾之血，性情功效，已非昔比，而质愈厚重，力愈充足，故能直达下焦，滋津液，益精血。凡津枯血少，脱汗失精，及大脱血后、产后血虚未复等证，大剂频投，其功甚伟。然黏腻浊滞，如大虚之体服之，亦碍运化，故必胃纳尚佳，形神未萎者，方能任受，不然则窒滞中州，必致胀闷，虽有砂仁拌蒸，亦属无济，则中气太弱，运动无权之弊也。熟地之补阴补血，功效固不可诬，然亦惟病后元虚及真阴素薄者，可以为服食补养之用。今人多以入之滋补膏方中，正是恰到好处，苟其人胃纳素薄，及虚弱成瘵者，得此亦必中满妨食，甚且作胀，其为害亦颇不浅，而痰饮弥漫，或兼挟外感者，固无论矣。"

《珍珠囊》："大补血虚不足，通血脉，益气力。"

《本草从新》："滋肾水，封填骨髓，利血脉，补益真阴，聪耳明目，黑发乌须。又能补脾阴，止久泻，治劳伤风痹，阴亏发热，干咳痰嗽，气短喘促，胃中空虚觉馁，痘证心虚无脓，病后胫股酸痛，产后脐腹急疼，感证阴亏，无汗便闭，诸种动血，一切肝肾阴亏，虚损百病，为壮水之主药。"

2.现代应用

治疗心血管疾病：邵夏等用滋肾通络法自拟加减地黄饮治疗脑梗死37例，痊愈2例，显效13例，有效17例，无效5例，总有效率为86.5%。杨焕斌等用地黄饮子治疗冠心病心绞痛50例，并与单硝酸异山梨醇酯治疗的50例进行临床对照观察，结果发现地黄饮子治疗心绞痛作用优于单硝酸异山梨醇酯，提示地黄可用于治疗心血管疾病。

治疗糖尿病：龙海燕等用地黄叶总苷胶囊联合胰激肽原酶片治疗糖尿病肾病54例，有较好的疗效。患者使用足疗程显效后，在相当长一段随访时间内不服用任何降尿蛋白药物可以使尿微量蛋白维持在正常范围，提示地黄叶总苷胶囊联合胰激肽原酶可用于治疗早期糖尿病肾病。

治疗高血压：詹洪斌通过对60例原发性高血压治疗观察发现，六味地黄丸与卡托普利联合疗效较好，提示六味地黄丸具有降压、改善临床症状的功效。张静用加减六味地黄丸对38例肝肾阴虚型高血压患者治疗，发现其临床效果显著，优于使用常规降压药物治疗，不仅能够显著降低和控制患者的血压水平，还有助于改善患者的肝肾功能，减少降压药物的不良反应。

治疗老年痴呆：王东梅等用地黄益脑胶囊治疗因脑血管疾病导致的血管性痴呆30例，发现地黄益智胶囊能够促进脑髓生成、神机恢复，对血管性痴呆有比较好的疗效。高曦明等观察美多巴合地黄饮子加减治疗帕金森病的疗效及不良反应，发现治疗组总有效率达91.60%，表明二者合用能提高疗效，减少不良反应。

治疗脑梗死：张慧玲用地黄饮子加减治疗142例老年脑梗死患者，发现地黄饮子加减在改善老年脑梗死恢复期患者症状及总生活能力方面有明显优势，与改善肾虚体质有关。

对泌尿系统作用：关俭等用知柏地黄丸治疗老年尿路感染20例，发现知柏地黄丸联合抗生素治疗老年尿路感染可提高临床疗效，有效改善临床症状，降低复发率。李德了等用桂附地黄胶囊治疗肾虚湿热型慢性前列腺炎52例，发现疗效较好。

止血作用：赵菊宏用生地黄60g、黄酒500ml治疗功能性子宫出血，提示生地黄能够促进血液凝固，有止血作用。

治疗口腔溃疡：杨东东分别以六味地黄丸、桂附地黄丸、西药（西瓜霜、维生素B_2片等）对72例口腔溃疡患者进行全身治疗，发现六味地黄丸、桂附地黄丸对复发性口腔溃疡有较好的效果。李丽娟用知柏地黄丸治疗复发性口腔溃疡40例，治愈21例，好转17例，取得较满意的效果。赵青侠等用维生素C和杞菊地黄丸为基础，配合辨证论治原则治疗复发性口腔溃疡，取得较满意的效果，提示地黄可用于治疗复发性口腔溃疡。

其他临床应用：张浩良在临证中发现应用生地黄、白茅根、金银花、黄芩、益母草、当归等治疗慢性肾炎有较好疗效。潘秋花等用六味地黄丸治疗迟发性痤疮43例，发现六味地黄丸对迟发性痤疮有良好治疗作用，治疗组总有效率达90.7%。胡淑贤等用六味地黄软胶囊治疗更年期综合征患者128例，发现患者肾阴虚的临床症状、体征改善明显，说明六味地黄软胶囊治疗更年期综合征有良好的临床疗效。

···◆ 藕节 ◆···

Ǒujié

NELUMBINIS RHIZOMATIS NODUS

【别名】光藕节、藕节巴。

【产地】

国内分布：产于我国南北各省。

国外分布：俄罗斯、朝鲜、日本、印度、越南。亚洲南部和大洋洲均有分布。

【生态环境】自生或栽培在池塘或水田内。

【来源】本品为睡莲科植物莲 *Nelumbo nucifera* Gaertn. 的干燥根茎节部。

【采收加工】秋、冬二季采挖根茎（藕），切取节部，洗净，晒干，除去须根。

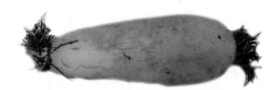

图13 鲜藕

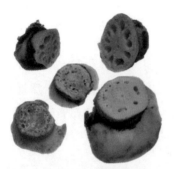

图14 鲜藕节

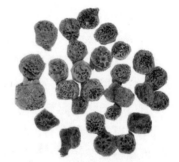

图15 晒干处理后的藕节

【性状】本品呈短圆柱形，中部稍膨大，长2~4cm，直径约2cm。表面灰黄色至灰棕色。

【性味与归经】甘，涩，平。归肝、肺、胃经。

【功能与主治】收敛止血，化瘀。用于吐血、咯血、衄血、尿血、崩漏。

【用法与用量】干用：9~15g。鲜用：250g。

【贮藏】置干燥处，防潮，防蛀。

【现代药学研究】

1.化学成分　目前发现的藕含有的化学成分包括黄酮类、多酚类、生物碱、萜类、鞣质类、多糖类、有机酸类、膳食纤维、氨基酸、微量元素等。

2.药理作用

止血作用：张朔生等观察藕及藕制炭后对小鼠凝血时间和出血时间的影响，发现藕和藕节炭都有缩短小鼠出血时间的作用，且藕在经过炮制后，止血效果较生品有所增强。推测可能是因为植物中富含的有机成分、无机成分和草酸钙晶体经制炭工艺加工处理后形成了炭素和可被人体吸收的钙盐，增加了血液中的钙离子含量，进而起到止血作用。曲筱静在藕节50%丙酮提取液中发现了有促进凝血作用的物质，并用系统溶剂法将丙酮初提物分为乙酸乙酯、正丁醇和水三部分，最终发现乙酸乙酯部分和正丁醇部分能显著通过缩短活化凝血活酶时间（APTT）、凝血酶原时间（PT）和凝血酶时间（TT）减少止血所需的时间，起到止血作用。孙付军等以小鼠凝血时间为观察指标，发现生藕节和藕节炭均有缩短小鼠凝血时间的作用，藕节炭的作用相比于生品更明显。藕节炭的水提液和乙酸乙酯提取液可以促进小鼠止血，表白桦脂酸的止血效果甚至要好于藕节炭乙酸乙酯部分，证明了表白桦脂酸可能是止血作用的有效成分之一。郭长强等研究发现，藕节制炭后的鞣质含量较生品低，然而取得了更好的止血效果，血小板聚集效果也优于生藕节，故推测藕节凝血作用可能跟藕节中所含的鞣质的量无关。

抗氧化作用：严守雷等参照Fenton反应的方法建立羟基自由基产生体系模型、总抗氧化能力测定盒、过氧化值测定方法及MDA测定方法，分析莲藕中所含多酚对自由基的清除能力。结果表明，莲藕多酚有较好的自由基清除能力。大量研究表明，植物多酚具有独特的化学结构，所以拥有较好的生物活性，如抗氧化、抗菌和抗病毒作用。在预防心血管疾病、癌症方面也体现了较好的作用。而藕和藕节中均含有莲藕多糖、多酚，所以也表现出了抗氧化作用。

降血糖作用：罗登宏等用四氧嘧啶成功诱导糖尿病小鼠模型后，给小鼠服用水提醇沉法得到的莲藕粗多糖，除正常模型组之外，每天以莲藕多糖灌胃，持续给药28天。通过观察，高剂量组相较于低、中剂量组能有效缓解糖尿病小鼠消瘦的情况。同时，服用莲藕多糖后糖尿病小鼠的血糖值有所下降，以高、中剂量组的效果最佳，且呈现出一定的量效关系。但莲藕多糖降低小鼠血糖的作用机制目前尚不清楚。

保肾作用：王金晶等对糖尿病肾病大鼠灌胃给药不同剂量的藕节药液，观察大鼠肾脏的病理改变，并用免疫组化法测定p-JAK2、p-STAT3、Bcl-2及Bax在肾组织表达情况。观察到，服用了高、中浓度藕节药液的糖尿病大鼠相较于模型组24小时内的尿蛋白明显减少，肾脏组织的病理改变得到控制，推测藕节可能通过下调Bax、p-JAK2、p-STAT3基因的表达，同时提高Bcl-2的表达，达到保护糖尿病大鼠的肾脏组织的目的。除此之外，刘明研究发现藕节还能降低血管内皮生长因子（VEGF）的表达，减少肾小球滤过屏障对血浆蛋白的通透性，对糖尿病大鼠肾脏起到一定的保护作用。郑婷娜等通过体外研究发现，含有藕节的高、中剂量组给药血清，均能加强高糖环境下肾脏足细胞Nephrin和Podocin的蛋白表达，而足细胞作为维持肾脏滤过屏障结构的关键细胞，藕节通过上调上述蛋白的表达发挥保护足细胞的作用，进而达到保护肾脏的目的。

抑菌作用：莲藕起到抑菌作用的主要是多酚类成分。严守雷等利用平皿纸片法和牛津杯法观察莲藕多酚在各供试菌株培养基中的抑菌圈的大小，判断对各菌株的抑菌作用。结果发现，金黄色葡萄球菌对低分子量多酚和多聚体多酚都较为敏感，低分子量多酚相较于多聚体多酚有更好的抑菌作用，最低抑菌浓度为0.0625%，且抑菌效果与剂量在一定范围内呈现出剂量效应。莲藕多酚对大肠埃希菌、铜绿假单胞菌、溶壁微球菌和枯草芽孢杆菌的效果均不明显。

抗病毒作用：整合酶是HIV-1三大关键酶之一，在病毒感染宿主细胞的过程中起着加工和链转移的作用。江筼等用纯化水作为提取剂，在低温条件下提取得到莲藕粗多糖。再经乙醇沉淀、凝胶过滤等方法纯化，并将其分为LB-1和LB-2两个多糖组分，通过高效液相色谱法与PMP衍生法测得，多糖LB-2由甘露糖、鼠李糖、葡萄糖、半乳糖和木糖五种单糖组成。LB-2相较于粗多糖在抗氧化活性及抑制红细胞溶血方面体现了较好的作用。在低浓度的条件下能够明显抑制HIV-1整合酶的活性。LB-2多糖作为一种无公害的多糖复合物，为天然抗HIV-1整合酶药物的研究提供了新的思路。

减肥作用：潘玲等给营养性肥胖大鼠喂食藕渣、藕节和藕芽后，发现藕节和藕芽能够抑制高热量饲料导致的大鼠体重增长。对比血糖、胰岛素和胰岛素敏感指数发现，藕节可以减弱对外周胰岛素的抵抗，从而阻止高胰岛素血症。肥胖的大鼠服用藕节、藕芽和藕渣后，均能增加高密度胆固醇。藕节相比于藕芽和藕渣，还多了抑制血清总胆固醇的作用。上述研究表明藕节具有阻止高热量食物导致的肥胖的作用。

【临床应用】

1.古代应用

《药性论》："捣汁，主吐血不止，口鼻并皆治之。"

《本草纲目》："消瘀血，解热毒""能止咳血，唾血，血淋，溺血，下血，血痢，血崩"。

《本草求真》："藕节味涩。同生地汁、童便。善止一切吐衄血证。忌铁。"

《本草从新》："解热毒，消瘀血，疗产后血闷。"

《本草汇言》："藕节，消瘀血，止血妄行之药也。邢元璧曰，《日华子》治产后血闷腹胀，捣汁，和热童便饮，有效，盖止中有行散之意。又时珍方治咳血、唾血、呕血、吐血及便血、溺血、血淋、血崩等证，入四生饮、调营汤，亦行止互通之妙用也。"

《日华子本草》："解热毒，消瘀血、产后血闷。合地黄主研汁，（入）热酒并小便服。"

《滇南本草》："治妇人血崩，冷淋。"

《纲目拾遗》："藕节粉：开隔，补腰肾，和血脉，散疲极，生新血。产后及吐血者食之尤佳。"

《本草再新》："凉血养血，利水通经。"

2.现代应用

治疗上消化道出血：用血余炭3~9g，配伍莲藕汁服下，每天服用3次，能有效治疗上消化道出血。也有临床研究显示，上述药方对肠溃疡出血也有一定疗效。梁铭昭将所收治的120名上消化道出血患者随机分为4组。除对照组之外，分别给其他3组患者服用四君子汤加不同的藕节合剂。经观察，各治疗组的止血所用时间基本相同，治疗总有效率均在90%以上。邱家廷在治疗上消化道出血时，用藕节炭15g配伍龙胆草15g、黄连3g、黄芩炭20g、焦栀子6g、生地黄15g、通草6g、淡竹叶10g、车前子10g、吴茱萸3g、白茅根20g、旱莲草20g、川楝子10g、谷芽20g、麦芽20g，治疗素体暴怒，肝气郁极化火所导致的上消化道出血。临床上也常用藕节配伍化瘀止血汤，治疗出血日久不愈，已出之血留于经隧中的出血症，多见于胃脘疼、呕血等。

治疗血淋：血淋是淋证的一种，常伴有小便疼痛、尿中带血。现代认为，尿路感染、前列腺炎、尿路结石等也属于淋证的范畴。吴文尧教授认为，血淋初期多是由于热，如果不及时治疗，则伤阴耗气。在血淋的急性期，多用止血药，常加入藕节、仙鹤草、蒲黄炭、旱莲草，借藕节凉血止血并能消瘀的功效，达到去标的目的。血淋后期转为以养阴补虚为主。通过对经典方剂灵活应用，取得了较好的临床疗效。

治疗鼻衄：费广圣等采用鲜茅藕节饮（鲜白茅根60g，鲜藕节50g）每日一剂水煎服，早晚两次服药，治疗97例青少年反复发作性鼻衄。治愈人数超过一半，总有效率达94.8%。李怀生用藕节地黄汤（生地30g，玄参60g，麦冬90g，黄芩15g，荆芥炭6g，地榆炭6g，生藕节30g）治疗80位鼻衄患者，每天服用1剂，服用剂量最少者4剂，最多为12剂，其中62例患者经治疗后临床症状消失，16例患者明显好转，总有效率为97.5%。除此之外，也有研究用鲜藕节50g捣成汁后外敷于患者的前额和后颈，持续20min。同时服用盐制过的藕节所煎的汤汁，每天服药3次，也能有效治疗小儿鼻衄。

治疗鼻息肉：有研究报道，称取相同量的鲜藕节和莲须，洗干净后用文火焙成枯状，粉碎后过80目筛，均匀混合后装瓶储存。每次吸入一药匙的药粉于鼻孔中，每天2~3次，在治疗鼻息肉过程中，观察到该药粉能收缩鼻腔血管，减少分泌物，临床上确有一定的疗效。程爵棠拟用藕节散（生藕节连须60g，乌梅肉焙焦30g，白矾15g，冰片3g，共研成细粉末），取少许药末吹在患者的患侧鼻孔内的病灶处，治疗鼻息肉，每小时吹一次，5天为一疗程，至愈为止。用此方法治疗的35例患者中，27例治愈，5例症状显著改善，总有效率超过90%。何胜恰将藕节焙干后加入冰片，共同研成藕节冰片散粉末，过100目筛后避光储存备用。治疗时取0.1mg药粉至鼻腔局部外敷，每日给药4~5次，能有效缓解鼻息肉症状。

治疗妇科疾病：金友用党参25g，黄芪50g，甘草15g，当归25g，升麻15g，柴胡15g，陈皮25g，藕节50g，生姜15g治疗乳腺导管内乳头状瘤引起的乳头出血，伴胸闷和乳房不适。患者服用上述处方24剂后，临床治愈，追踪观察三年后，无复发及癌变。取藕节60g，加入800ml水煎煮至600ml，饭后服药，每次约200ml，分3次。用上述方法治疗38例乳腺增生患者，取得了较好的临床疗效。在治疗妇女崩漏方面，取鲜藕节60g或干品30g，洗干净，切片后放入砂锅内，加入1.5L水煎煮，煮开后再煮5~10min，趁热喝下药汤，再吃下藕节片。使用上述方法治疗4例没有明显的器质性病变的崩漏患者。两天后，月经基本干净。李秀霞在治疗药物引起的不规则阴道出血时，用当归10g，白芍15g，柴胡6g，茯苓10g，夏枯草15g，藕节炭30g，香附10g，女贞子15g，墨旱莲15g，黄芪15g，炙甘草5g。7剂，水煎服，一天服用2次。1周后患者已无出血，复查TCT无明显异常。藕节和墨旱莲作为常用的止血药，常以药对的形式出现，治疗血热出血导致的崩漏、月经不调等妇科病症。

治疗炎症：朱有光在西医治疗肾炎的基础上，采取传统的中医疗法治疗24例慢性肾炎患者。用小蓟18g，白茅根20g，藕节20g，生地10g，墨旱莲12g，淡竹叶6g，土茯苓15g，滑石10g，石韦10g，益母草12g，丹皮6g，侧柏叶10g，并根据患者的实际情况加入猪苓、丹参等。每天服药2次，一天服用一剂，持续3个疗程。根据尿蛋白变化观察患者病情发展，发现治疗组效果好于对照组。燕玉军采用上述处方，对43例慢性肾炎的患者进行治疗，同样发现取得了较好的疗效。有研究报道，用小蓟20g，生地15g，滑石10g，炒蒲黄10g，藕节10g，淡竹叶、当归、山茱萸、丹皮、茯苓、栀子、熟地各15g，山药20g，泽泻10g，每天服药两次，一天一剂，连续服药14天，治疗急性肾炎，急性肾炎得到了显著改善。有的学者则灵活应用白茅根和藕节组成的二鲜饮配合茜草治疗血热夹瘀所引起的紫癜肾炎出现尿血症状的患者。在早期治疗肛周深部急性感染患者时，混合金黄散80g和藕节粉6g，用茶汤把药粉调成糊状后灌肠，持续治疗1~3个疗程，患者肛周深部的感染得到了有效控制。

治疗糖尿病：中医对消渴的认识较早，该病的主要症状包括多饮、多食、多尿、体瘦乏力及尿甜等，与现代糖尿病接近，所以现在一般把糖尿病归于消渴病一类。有医家将生地黄、白藕汁各1L，加入牛乳1L，熬成膏状，炒黄连末成绿豆大小的丸状，每次服用三钱，治疗消渴。这里主要用到莲藕味甘性寒，主热渴，散血的特点，配合黄连泻火的功效，达到相辅相成的目的。李靖观察到，西医疗法联合生蒲黄汤（生蒲黄25g，墨旱莲、藕节各30g，丹参20g，牡丹皮、生地黄、郁金各15g，荆芥炭、栀子各10g，川芎、甘草各6g）治疗非增殖型糖尿病视网膜病变，患者病情得到了显著改善，视网膜厚度改善情况也较对照组较好。

治疗其他疾病：临床上时有采用生地一两，赤芍三钱，丹皮三钱，旱莲草一两，藕节一两，白茅根一两来治疗过敏性紫癜、血小板减少性紫癜等出血性疾病。许碧华用新鲜藕节榨成汁，治疗肺结核稳定期咳血患者24例。根据病情，若患者正处于发作期，则每天早、晚两次服用藕节汁；未发作时，夏季每周服用两次。也有人用白卜子50g，干炒至黄色，研碎。再取藕节10个，加入350ml水煎煮，煮好后取200ml，冲服已经研磨好的白卜子粉，治疗顽固性膈肌痉挛，但所报道的治疗人数较少，故疗效还有待进一步验证。

···◆ 芦根 ◆···

Lúgēn
PHRAGMITIS RHIZOMA

【别名】芦茅根、苇根、芦菰根、顺江龙、水蓈蕻、芦柴根、芦通、苇子根、芦芽根、甜梗子、芦头。

【产地】

国内分布：产自全国各地。

国外分布：全球广泛分布。

【生态环境】生于江河湖泽、池塘沟渠沿岸和低湿地。除森林环境不生长外，各种有水源的空旷地带，其常以迅速扩展的繁殖能力形成连片的芦苇群落。

【来源】本品为禾本科植物芦苇*Phragmites communis* Trin.的新鲜或干燥根茎。

【采收加工】全年均可采挖，除去芽、须根及膜状叶，鲜用或晒干。

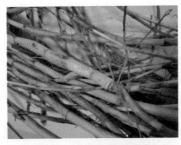

图16　秋季采收的芦根

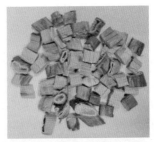

图17　干燥处理后的芦根

【性状】鲜芦根呈长圆柱形，有的略扁，长短不一，直径1~2cm。表面黄白色，有光泽，外皮疏松可剥离，节呈环状，有残根和芽痕。体轻，质韧，不易折断。切断面黄白色，中空，壁厚1~2mm，有小孔排列成环。气微，味甘。干芦根呈扁圆柱形。节处较硬，节间有纵皱纹。

【性味与归经】甘，寒。归肺、胃经。

【功能与主治】具有清热泻火、生津止渴、除烦、止呕、利尿功效，用于热病烦渴，肺热咳嗽，肺痈吐脓，胃热呕哕，热淋涩痛等。

【用法与用量】干用：15~30g。鲜用：用量加至200g，或捣汁用。

【贮藏】干芦根置干燥处，鲜芦根埋于湿沙中。

【现代药学研究】

1.化学成分　芦根最主要的化学成分为多糖类，其次为黄酮类、甾体类、蒽醌类、生物碱、挥发性成分。此外，还可提取出薏苡素、西米杜鹃醇、硫胺等化学成分。

2.药理作用　目前临床发现芦根主要有保肝、抗氧化两大功效，具体如下。

保肝：芦根保肝作用主要来自其多糖成分，在对四氯化碳小鼠进行的肝损伤保护实验中，发现芦根多糖能够显著增加肝细胞抗损伤效果，同时减少损伤肝脏的内毒物含量，增加肝脏与血清的GSH-Px活力，可将过氧化物转化为无毒醇和水，因而抗氧化损伤的效果极强。在进一步研究中发现，四氯化碳引起肝纤维化大鼠的肝功能下降或病理学改变，但是通过大剂量或小剂量的芦根多糖对肝细胞进行保护，不仅能够增强肝功能，还能够抑制肝纤维化，改善肝脂肪化。临床认为小剂量的芦根多糖具有抗氧化功能，大剂量芦根多糖具有减少胶原含量的效果。

抗氧化：芦根多糖对DPPH自由基和羟基自由基具有良好的清除能力，能有效地阻断亚硝胺的合成，同时对亚硝酸钠也有一定的清除能力。与此同时，相关研究表明，此种药物具有抗炎效果。

【临床应用】

1.古代应用

《名医别录》："主消渴客热，止小便利。"

《药性论》："能解大热，开胃。治噎哕不止。"

《唐本草》："疗呕逆不下食、胃中热，伤寒者弥良。"

《日华子本草》："治寒热时疾烦闷，好孕人心热，并泻痢人渴。"

《日用本草》："解河豚鱼毒。"

《本草蒙筌》："解酒毒、鱼蟹中毒。"

《本草原始》："治干呕霍乱。"

《玉楸药解》："清降肺胃，消荡郁烦，生津止渴，除呕下食，治噎哕懊恢。"

《医林纂要》："能渗湿行水，疗肺痈。"

《天宝本草》："清心益肾，去目雾，头晕，耳鸣，疮毒，夜梦颠倒，遗精。"

《本草纲目》："《雷公炮炙论·序》云：益食加觔，须煎芦、朴。注云：用逆水芦根，并厚朴二味等分，煎汤服。盖芦根甘能益胃，寒能降火故也。"

《本草经疏》："芦根，味甘寒而无毒。消渴者，中焦有热，则脾胃干燥，津液不生而然也，甘能益胃和中，寒能除热降火，热解胃和，则津液流通而渴止矣。客热者，邪热也，甘寒除邪热，则客热自解。肺为水之上源，脾气散精，上归于肺，始能通调水道，下输膀胱，肾为水脏而主二便，三家有热，则小便频数，甚至不能少忍，火性急速故也。肺、肾、脾三家之热解，则小便复其常道矣，火升胃热，则反胃呕逆不下食及噎哕不止；伤寒时疾，热甚则烦闷；下多亡阴，故泻利人多渴；孕妇血不足则心热，甘寒除热安胃，亦能下气，故悉主之也。"

《医学衷中参西录》："《千金》苇茎汤，释者谓苇用茎而不用根者，以肺原在上，取本乎天者亲上也。而愚则以为不然。苇之根居于水底，其性凉而善升，患大头瘟者，愚常用之为引经要药，是其上升之力可至脑部，而况于肺乎？且其性凉能清肺热，中空能理肺气，而又味甘多液，更善滋养肺阴，则用根实胜于茎明矣。今药房所鬻者名为芦根，实即苇根也。其性颇近茅根，凡当用茅根而无鲜者，皆可以鲜芦根代之也。"

2.现代应用 临床证实芦根能够治疗感冒、支气管炎、口臭、急性扁桃体腺炎、肺脓疡等疾病。

治疗感冒：芦根冲剂由芦根60g、夏枯草60g、黄柏60g、鱼腥草60g、白茅根30g组成，治疗感冒具有起效快、解热效果强等优点。而且鲜芦根配合鲜薄荷叶代茶饮，能够治疗伤风咽痛。

治疗支气管炎：中医将支气管炎列入咳嗽的范畴，无论是急性支气管炎还是慢性支气管炎，应用芦根治疗后，混合感染、细菌感染及病毒感染的支气管炎患者都能取得良好的疗效，因而芦根治疗支气管炎的作用得到了临床高度认可。

治疗口臭：口臭的发生与热病伤津、舌燥少津有关，芦根味甘性寒，可起到对症治疗的效果，芦根与冰糖煎服能有效治疗口臭。

治疗肝炎与胆囊炎：综合芦根护肝、清热利湿、抑制转氨酶、退黄、消炎、利胆、促进胆汁分泌等功效，在治疗胆囊炎、肝炎时，能够发挥显著的治疗作用。

治疗急性扁桃体腺炎：文献报道，芦根与大黄配伍可治愈急性期扁桃体腺炎。大部分患者能够在服药的12小时内恢复正常体温，其他患者也能够在1~2天内消除急性扁桃体腺炎症状。虽然一些患者存在一过性大便溏薄、肠鸣腹痛，但可在便后缓解。

···◆ 马齿苋 ◆···

Mǎchǐxiàn
PORTULACAE HERBA

【别名】马苋、五行草、长命菜、五方草、瓜子菜、麻绳菜、马齿草、马苋菜、蚂蚱菜、瓜米菜、马蛇子菜、蚂蚁菜、猪母菜、瓠子菜、狮岳菜、酸菜、五行菜、猪肥菜、马齿龙芽、九头狮子草、灰苋、马踏菜、酱瓣草、安乐菜、酸苋、豆板菜、长命苋、酱瓣豆草、蛇草、酸味菜、狮子草、地马菜、长寿菜、耐旱菜、胖娃娃菜。

【产地】

国内分布：南北各地均产。

国外分布：广布于温带和热带地区。

【生长环境】性喜肥沃土壤，耐旱亦耐涝，生命力强，生于菜园、农田、路旁，为田间常见杂草。

【来源】本品为马齿苋科植物马齿苋 *Portulaca oleracea* L. 的干燥地上部分。

【采收加工】夏、秋二季采收，除去残根和杂质，洗净，略蒸或烫后晒干。

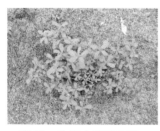
图18 生长中的马齿苋

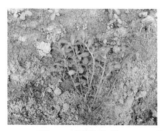
图19 鲜马齿苋

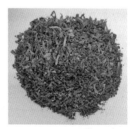
图20 干燥处理后的马齿苋

【性状】本品多皱缩卷曲，常结成团。茎圆柱形，长可达30cm，直径0.1~0.2cm，表面黄褐色，有明显纵沟纹。叶对生或互生，易破碎，完整叶片呈倒卵形，长1~2.5cm，宽0.5~1.5cm，绿褐色，先端钝平或微缺，全缘。花小，3~5朵生于枝端，花5瓣，黄色。蒴果圆锥形，长约5mm，内含多个细小种子。气微，味微酸。

【性味与归经】酸，寒。归肝、大肠经。

【功能与主治】具有清热解毒、凉血止血、止痢功效。用于热毒血痢，痈肿疔疮，湿疹，丹毒，蛇虫咬伤，便血，痔血，崩漏下血等。

【用法与用量】干用：9~15g。鲜用：200g捣敷患处。

【贮藏】置通风干燥处，防潮。

【现代药学研究】

1.**化学成分**　迄今为止，马齿苋中已被发现的成分主要有糖苷类、黄酮类、生物碱类、香豆素类、萜类、有机酸类、脂肪酸类及多糖类等。

2.**药理作用**　基础研究证实马齿苋的提取物及其单体成分具有抗氧化、抑菌、抗炎、抗癌、调节免疫、镇痛、降血脂、降血糖、抗衰老等多重药理作用。

具体而言，马齿苋提取物可以清除ABTS和DPPH自由基、抑制α-糖苷酶活性，可能通过促进Th1/Th2和Treg/Th2的平衡、抑制NF-κB信号通路调节炎症和肿瘤疾病，能够降低四氯化碳所致的肝损伤动物模型的血清标志物水平和超氧化物歧化酶的活性，可以通过调节Notch信号转导通路干预结肠癌干细胞发挥抗癌作用。黄酮类成分是胆碱酯酶的有效抑制剂，能够促进乙酰胆碱生成，清除DPPH自由基。马齿苋多糖组分POP Ⅱ和POP Ⅲ能够抑制Lewis肺癌荷瘤动物模型肿瘤的增长，提高其NK细胞活性、淋巴细胞转化及正常小鼠的胸腺指数和脾指数，通过调控NF-κB信号通路改善葡聚糖硫酸酯钠盐诱发的结肠炎模型小鼠的病理损伤。此外，马齿苋多糖能够通过促进Bax表达，抑制Bcl-2、TLR4、MyD88、TRAF6、激活蛋白-1和核因子-κB亚基P65蛋白的表达，发挥抑制宫颈癌HeLa细胞生长的作用。马齿苋提取液（水煎浓缩加乙醇去掉沉淀制成）对豚鼠、大鼠、家兔离体子宫及犬的在位子宫有明显的兴奋作用。张政洋等研究发现，马齿苋水提液30%乙醇洗脱部分对小鼠小肠运动有抑制作用。用蜂针刺激动物足部使其出现红肿热痛等局部过敏症状，比较马齿苋不同给药方式对蜂毒过敏动物的抗炎、镇痛、解热作用，结果表明，马齿苋对蜂毒引起的局部过敏反应具有较强治疗作用，且给药方式不同其治疗作用强度不同。马齿苋乙醇提取物对痢疾志贺氏菌有显著的抑制作用。水煎剂对志贺氏、宋内氏、斯氏及费氏痢疾杆菌均有抑制作用。醇浸物或水煎剂对大肠埃希菌、伤寒杆菌及金黄色葡萄球菌有抑制作用；对某些致病真菌，如奥杜盎氏小芽胞癣菌等也有抑制作用。马齿苋多糖对多种病菌有明显抑菌作用，其中对志贺氏菌属的抑菌作用效果最明显。马齿苋能够改善血糖水平，可能是通过减少及修复胰岛细胞的损伤增加胰岛素及血清C肽的分泌，进而影响糖尿病小鼠的血糖水平并改善其症状。马齿苋多糖能上调2型糖尿病小鼠蛋白激酶B、过氧化物酶体增殖物，激活受体 γ 基因的表达，下调PKC蛋白基因的表达，从而发挥降低血糖的作用。建立大鼠高脂模型，每天对马齿苋组每只大鼠喂5g马齿苋干粉，结果表明马齿苋粉对高脂血症大鼠的TC、TG、LDL-C均有明显降低作用，可预防大鼠高脂血症的发生。

【临床应用】

1.古代应用

《本草经疏》："经云：营气不从，逆于肉里，乃生痈肿。"

《素问玄机原病式》云："诸痛痒疮，皆属心火。马齿艾辛寒能凉血散热，故主瘰结、痈疮疔肿、白秃及三十六种风结疮，捣敷则肿散疔根拔，绞汁服则恶物当下，内外施之皆得也。辛寒通利，故寒热去，大小便利也。苦能杀虫，寒能除热，故主杀诸虫，去寸白，止渴；辛寒能散肺家之热，故主目盲白翳也。"

《本草正义》："马齿苋，最善解痈肿热毒，亦可作敷药，《蜀本草》称其酸寒，寇宗奭谓其寒滑，陈藏器谓治诸肿，破痃癖，止消渴，皆寒凉解热之正治。苏恭亦谓饮汁治反胃，金疮流血，诸淋，破血癥瘕痕，则不独治痈肿，兼能消痈。苏颂谓治女人赤白带下，则此症多由湿热凝滞，寒滑以利导之，而湿热可泄，又兼能入血破瘀，故亦治赤带。濒湖谓散血消肿，利肠滑胎，解毒通淋，又无一非寒滑二字之成绩也。"

《唐本草》："主诸肿瘘疣目，捣揩之；饮汁主反胃，诸淋，金疮血流，破血癥瘕癖，小儿尤良；用汁洗紧唇、面疱、马汗、射工毒涂之瘥。孟诜：湿癣白秃，以马齿膏和灰涂效。治疳痢及一切风，敷杖疮。"

《食疗本草》："明目，亦治疳痢。"

《本草拾遗》："止消渴。"

《蜀本草》："主尸脚（人脚无冬夏常拆裂）、阴肿。"

《开宝本草》："主目盲白翳，利大小便，去寒热，杀诸虫，止渴，破癥结痈疮。又烧为灰，和多年醋滓，先灸丁肿，以封之，即根出。生捣绞汁服，当利下恶物，去白虫。"

《日用本草》："凉肝退翳。"

《滇南本草》："益气，清暑热，宽中下气，润肠，消积滞，杀虫，疗疮红肿疼痛。"

《本草纲目》："散血消肿，利肠滑胎，解毒通淋，治产后虚汗。"

《生草药性备要》："治红痢症，清热毒，洗痔疮疳疔。"

2.现代应用

治疗急性湿疹：将40例急性湿疹患者随机分为治疗组和对照组，各20例，分别给予新鲜马齿苋榨汁液和3%硼酸洗液湿敷，均治疗7天，于治疗前后观察两组患者局部皮损与瘙痒等症状、体征的积分情况并判断临床疗效。结果示治疗组有效率85%，对照组有效率60%，治疗组有效率明显优于对照组，说明马齿苋鲜草湿敷治疗急性湿疹具有良好疗效。

治疗带状疱疹：采用新鲜马齿苋取汁外敷或内服合法治疗。干品30g，水煎内服，每日1剂。鲜品捣烂取汁外敷，每日3~4次，保持患部潮湿即可。结果示12例患者经过治疗均痊愈，痊愈时间3~12天，平均7天。说明马齿苋治疗带状疱疹的临床疗效显著。马齿苋合剂（马齿苋、黄芪）水提液对单纯性疱疹病毒2型具有抑制作用。另外，将马齿苋和冰片捣成糊，涂患处，也可以用来治疗带状疱疹。

治疗急性荨麻疹：每次取马齿苋鲜草200~300g，加1500ml水，煎取汤液1000ml，内服100ml（小儿酌减），每日2次。余液再加水适量，煎沸后捞弃残草，稍温擦洗患处止痒。

治疗扁平疣：鲜马齿苋100g洗净捣烂成泥状，用纱布包好，擦患部3~5min，擦至皮肤发红为止，每日擦2次，早晚为宜。10天为1个疗程，擦至患部皮损消失为止，治疗扁平疣有良好的效果。治一切久恶疮：马齿苋一两（末），白矾一两（末），皂荚一两（末），上用好酥一升，慢火煎为膏，贴之。

治疗细菌性痢疾：鲜马齿苋1000g，洗净后捣烂取汁150ml，分3次，1日服完，效果甚好；病情重者，取汁200ml，每天灌肠1次。也可用马齿苋6g，铁苋菜15g，地榆、仙鹤草各4.5g。将铁苋菜、地榆共研为细末，马齿苋、仙鹤草共煎成液，二者拌匀成绿豆大的丸剂治疗细菌性痢疾，每服7.5g，每日3次，小儿酌减。

治疗乳痈：单味马齿苋内服、外敷，治疗早期乳痈，观察25例，其中痊愈17例，显效7例，无效1例，有效率96%。效果显著。

治疗崩漏：马齿苋鲜品150g捣汁，或加益母草20g、小蓟30g、槐花10g、侧柏叶15g，水煎150ml，温服，每日1剂。

治疗小儿脐疮：将适量的马齿苋烧过后研成细末，敷于患儿脐部，每日1次，直至红肿消退，敷药前必须先将患儿的脐部洗净。

治疗小儿痱子：观察19例，其中16例红痱患儿，擦洗1~2天皮疹完全消退；3例白痱患儿，3~4天小水疱消失，不留瘢痕，疗效显著。治疗方法为鲜马齿苋200g，洗净，捣成泥糊状敷患处，外加纱布固定，每日3次。亦可将鲜马齿苋200g洗净捣碎，或药店买干马齿苋50g，加水1000~1500ml，于无油器皿中煮沸3~5min，取汁，待水温降至40℃左右，毛巾蘸药液擦洗患处。或将汤汁兑到水中泡澡（不用任何洗浴液）20~30min，每日3次。

食疗：马齿苋营养丰富，每100g鲜茎叶含有蛋白质2.3g，脂肪0.5g，碳水化合物3g，粗纤维0.7g。并且每1g马齿苋干品中含有钾44.8mg，钙10.6mg，镁4.57mg，磷4.43mg，钠21.77mg，可用于食疗。马齿苋芡实瘦肉汤：马齿苋50g，芡实100g，瘦猪肉150g。可用于湿热痢疾。马齿苋炒鸡蛋：马齿苋60g，鸡蛋4个，可用于治疗久痢。马齿苋扁豆粥：马齿苋100g，白扁豆花10朵，大米50g，适用于暑湿感冒，口干欲饮，便秘尿黄等。马齿苋粥：马齿苋30g（鲜品加倍），大米50g，适用于泄泻、疗疮疖肿、热淋。凉拌马齿苋：马齿苋500g，可用于湿热痢疾。

第三章 中药鲜药治疗疑难病症的临床应用

第一节 白血病

一、概述

白血病是一类造血干祖细胞的恶性克隆性疾病，因白血病细胞自我更新增强、增殖失控、分化障碍、凋亡受阻而停滞在细胞发育的不同阶段。在骨髓和其他造血组织中，白血病细胞大量增生，使正常造血受抑制并浸润其他器官和组织。难治性急性白血病定义：①经标准化疗2个疗程未获完全缓解；②临床完全缓解后强化、巩固治疗过程中复发；③由慢粒急性变或由骨髓增生异常综合征转化而成的急性白血病；④杂合（混合）白血病或兼有2个或2个以上异常抗原表达，经标准1个化疗疗程未缓解；⑤初诊时外周血白细胞计数 $> 100 \times 10^9$/L。在世卫组织公布的2020年全球癌症数据中，白血病在全球及我国癌症死亡人数均为前十，2020年全球有31万人因白血病去世，我国有6万人因白血病去世。常见致病因素包括生物因素、物理因素、化学因素、遗传因素、其他血液病五大类。根据白血病细胞的分化成熟程度和自然病程，将白血病分为急性白血病（AL）和慢性白血病（CL）两大类。

（一）急性白血病

1.临床表现　急性白血病是造血干细胞分化障碍导致单克隆增多，分为急性髓细胞白血病（AML）和急性淋巴细胞白血病（ALL）。临床上出现贫血、白细胞减少等，常以乏力、感染和出血为主要表现。急性白血病的特殊表现包括发生白细胞淤滞症时（一般WBC $> 100 \times 10^9$/L）出现头痛，视物模糊，缺血性脑卒中，呼吸困难，紫绀；弥散性血管内凝血常发生于AML-M3，可见到出血、栓塞和各脏器功能损伤；白血病细胞浸润皮肤或牙龈多见于AML-M4

或AML-M5；ALL常出现骨痛，淋巴结大，肝脾大（也见于AML-M5），脑神经病变、恶心、呕吐、头痛等中枢神经系统受累表现，前纵隔占位（尤其是T细胞型ALL）。此外，接受化疗的患者还要警惕溶瘤综合征的发生。

2.诊断标准　急性白血病诊断主要根据病史、临床表现、血常规、血涂片、骨髓形态学、免疫组化、流式细胞检查、分子生物学检查等，ALL和有中枢神经系统症状的AML还要行腰穿。AL按照世界卫生组织诊断标准：①外周血/骨髓原始粒细胞≥20%，可诊断为AML。②当患者被证实有克隆性重现性细胞遗传学异常，t（8；21）（q22；q22）、inv（16）（p13.1；q22）或t（16；16）（p13.1；q22）及t（15；17）（q22；q12）时，即使原始细胞<20%，也应该诊断为AML。③AML（含急性早幼粒细胞白血病）的诊断还应满足2个髓系免疫表型阳性且淋系标记<2个，或髓过氧化物酶（+）或非特异性酯酶（+）或丁酸盐（+）。④骨髓中原始/幼稚淋巴细胞≥20，即可诊断为急性淋巴细胞白血病（ALL）或淋巴母细胞淋巴瘤（LBL）。而在FAB对于AL的诊断与分型标准中，以原始细胞比例>30%为准。

AL根据FAB分型如下表所示：

类型	亚型	POX	NSE	定义
AML	M1	>3%+	—	原粒细胞≥90%NEC
	M2	+	—	原粒细胞>30%但<90%NEC
	M3	+	—	异常颗粒的早幼粒细胞>30%NEC
	M4	+	+（NaF抑制）	原粒细胞>30%，单核（原/幼/成熟）>20%NEC M4Eo：除上述外，且嗜酸细胞>5%NEC
	M5	+	+（NaF抑制）	M5a：原单核细胞≥80%NEC M5b：原单核细胞<80%NEC
	M6	+	—	原粒细胞>30%NEC 红系比例>50%
	M7	+	—	原始巨核细胞>30%
ALL	L1	—	—	原始及幼淋巴细胞以小细胞为主
	L2	—	—	原始及幼淋巴细胞以大细胞为主
	L3	—	—	原始及幼淋巴细胞以大细胞为主，内有大量空泡

（注：在WHO分型中，原始细胞比例以>20%为标准）

3.治疗方法　在治疗方面，AML诱导缓解常用"3+7"方案（蒽环类药物应用3天联合阿糖胞苷应用7天），如DA方案（柔红霉素60~90mg/m²+NS

100ml，静脉滴注30min，持续1至3天；阿糖胞苷100~200mg/m²+NS 250ml，持续24h静脉滴注，1至7天；IA方案（去甲氧柔红霉素12mg/m²+NS 20ml，静脉注射，维持5min，1至3天；阿糖胞苷100~200mg/m²+NS 250ml，持续24h静脉滴注，1至7天。缓解的标准是外周血细胞计数和骨髓恢复正常，其中骨髓幼稚细胞＜5%，且无髓外病灶。在缓解后根据危险分层巩固治疗，并考虑骨髓移植，M3以全反式维甲酸或砷剂治疗，其中2/3患者可以完全缓解，一半患者可以治愈。而复发难治性白血病和老年性白血病治愈率低于15%。

ALL常用方案以长春新碱、蒽环类药物（柔红霉素、阿霉素）和糖皮质激素（泼尼松、地塞米松）为基础，可加用左旋天冬酰胺酶及环磷酰胺。中枢神经系统白血病选用MTX鞘注±放疗或全身应用MTX，缓解后进行巩固、强化治疗和维持治疗。高危患者考虑骨髓移植。相对于AML，ALL在儿童中更常见，儿童90%可以完全缓解，成人2/3可以完全缓解，总体治愈率50%~70%。

4.存在问题 最新靶向药物给AML治疗带来了生机，去甲基化治疗成为老年AML的另一种选择，化疗仍然是最重要的治疗措施。但部分患者对化疗药物天然耐药，许多患者缓解后复发，化疗相关死亡风险持续存在，MDS转化及治疗相关性AML比例不断上升，使得难治性AML在临床中越发常见，成为白血病治疗中亟待解决的难题。

（二）慢性白血病

1.慢性粒细胞白血病（CML）

（1）临床表现

慢性粒细胞白血病是造血干细胞恶性克隆性增生，但分化程度高于AML，有Ph染色体以及BCR-ABL融合基因。此病可分为三期：初起为隐匿的慢性期（CP），随后进展为加速期（AP）、急变期（BP）。慢性期平均3~4年，临床常无症状，可有乏力、消瘦、盗汗和腹胀（一般患者出现脾大）。加速期常出现发热、贫血、出血、骨痛、进行性脾大和体重下降。急变期进展为急性白血病，参照急性髓系白血病。

（2）诊断标准

国内诊断标准：参照WHO 2008版造血和淋巴组织肿瘤诊断分期标准。典型的临床表现合并Ph染色体和（或）BCR-ABL融合基因阳性即可确定诊断。

WHO诊断标准：慢性粒细胞白血病属于慢性骨髓增殖性肿瘤（MPN）。源于造血干细胞克隆性异常，具有特异性Ph染色体和（或）BCR-ABL1融合基因。此病可分为CP、AP、BP三期。

临床表现：大部分患者诊断于慢性期。20%~40%在诊断时无症状，仅在常规检查时发现白细胞数增高。常见症状是疲乏、体重减轻、贫血、盗汗和脾大。少数患者以急变为首发表现，一般状况较差，有重度贫血、血小板减少和巨脾。

血象：以中性粒细胞为主的白细胞数明显增高。可见各阶段不成熟粒细胞，晚幼粒细胞和杆状核居多，原始粒细胞<2%，嗜酸粒细胞、嗜碱粒细胞绝对值增多。单核细胞一般<3%。血小板数正常或增高。多数患者有轻度贫血。原始细胞增高和或嗜碱粒细胞增高提示疾病进展。

骨髓象：明显增生，尤以粒系为主，分化发育正常，无病态造血。嗜酸粒细胞、嗜碱粒细胞增多，慢性期原始粒细胞<5%。40%~50%患者的巨核细胞明显增生或正常或轻度减少，巨核细胞可小于正常，有核分叶少。红系比例常减少。约30%骨髓标本中可见假性戈谢细胞和海蓝组织细胞。若粒系有明显的病态造血或有明显的小的病态巨核细胞或有明显纤维化，均提示已进入加速期。若原始细胞>20%，则已进展至急变期。

免疫组化：CML-CP的中性粒细胞碱性磷酸酶染色明显减弱。急淋变或急髓变时有相应变化。

流式细胞术：CML-CP的免疫表型以较成熟粒细胞多。CML-BP时需以免疫表型确定急淋变或急髓变。

细胞遗传学：90%~95%CML患者具有典型的Ph染色体。此外，也可涉及第三或第四条染色体所形成的复杂易位。80%的患者在疾病进展时发生克隆演变，即出现Ph+细胞中的异常染色体，称为Ph附加染色体异常，常见的有+8、双Ph、i（17q）、-Y等。

分子诊断：BCR-ABL1融合基因是诊断CML的金标准。不论用FISH、RT-PCR，还是近年国内外广泛采用的实时定量PCR（Q-PCR）方法测定，证明存在融合基因转录本（BCR-ABL mRNA），结合临床表现和血与骨髓象即可诊断CML。由于BCR断裂点不同，可形成不同的BCR-ABL1编码蛋白，最常见的在BCR的M区（M-BCR），即外显子e12-16与ABL1编码构成典型的$P210^{bcr-abl}$。断裂点可在el3（b2）和el4（b3）间，或在b3和e15（b4）间分别形成b2a2和b3a2两种连接，均编码成$P210^{bcr-abl}$融合蛋白。少数患者的断裂点在BCR的μ

区（μ–BCR），即外显子17–20（c1–c4）与ABL1构成P230蛋白，此类患者表现为明显的中性粒细胞成熟。若断裂点在BCR的m区（m–BCR），外显子1–2，则形成较短的P190融合蛋白，常见于Ph+ALL。90%Ph+CML患者中可检测到少量的P190，P210bcr-abl可见于少数AML，但临床与血象不同。

（3）治疗方法

异基因骨髓移植是有望根治的标准治疗，BCR–ABl酪氨酸激酶抑制剂伊马替尼是一线治疗药物。此外还有尼洛替尼、达沙替尼、IFN–α、羟基脲、高三尖杉酯碱等药物。68%的患者达到遗传性缓解。羟基脲±白血病分离用于白细胞淤滞症。慢性粒细胞白血病中位生存期4~6年，而急变期患者中位生存期小于1年。慢性期行骨髓移植患者五年生存率60%~80%。

2.慢性中性粒细胞白血病（CNL）

（1）临床表现

慢性中性粒细胞白血病是一种罕见的BCR–ABL阴性的骨髓增殖性肿瘤。2001年才正式被确定为独立疾病，以CSF3R T618I突变为高度特异而敏感的分子诊断标志。本病临床表现与慢性粒细胞白血病较为相似，但与CML相比病程进展较缓慢，外周血白细胞及中性粒细胞百分率持续性明显增高。患者可有乏力、低热、轻度贫血等症状，伴肝脾肿大明显、浅表淋巴结无明显肿大等体征。少数患者可有出血倾向及胸骨压痛等临床表现。

（2）诊断标准

WHO发布的2016年版CNL诊断标准：①外周血WBC≥2.5×10⁹/L，≥80%为中性杆状核和中性分叶核粒细胞，幼稚粒细胞（早幼粒、中幼控和晚幼粒）<10%，原始粒细胞极少见，单核细胞计数<1×10⁹/L，无粒细胞发育异常。②骨髓高度增生，中性粒细胞比例和数量增高，中性粒细胞成熟表现正常，原始粒细胞占有核细胞比例<5%。③不符合WHO标准的BCR–ABL+CML、PV、ET或PMF。④无PDGFRA、PDGFRB或FGFR1或PCM1–JAK2重排。⑤有CSF3R T618I或其他激活的CSF3R突变；或无CSF3R突变，持续中性粒细胞增多（至少3个月），脾大和无明确的反应性中性粒细胞增多原因，包括无浆细胞肿瘤。如有，则需用细胞遗传学或分子生物学研究证明髓系细胞为克隆性。

（3）治疗方法

目前对本病的治疗方法研究较少。羟基脲是临床最常用的治疗CNL的药物。对羟基脲不耐受或无效的患者，也可以用干扰素进行治疗。但羟基脲、干扰素应在疾病早期应用，进展期应用效果不佳。在进展期可采用诱导化疗，但目前临床研究尚未显示显著效果。异基因造血干细胞移植是目前唯一的治愈手段，但由于该病罕见且患者多体弱，该方法尚无法普及。

3.慢性淋巴细胞白血病（CLL）

（1）临床表现

慢性淋巴细胞白血病是成熟小淋巴细胞单克隆增生，绝大多数为B细胞。临床上大多数患者无症状，查体偶然发现外周血淋巴细胞增多；10%~20%的患者出现类似淋巴瘤的症状，表现为发热、消瘦、盗汗等。80%的患者出现淋巴结大，50%的患者出现肝脾大，还有患者伴见自身免疫性溶血和血小板减少。同时，由于球蛋白水平下降，粒细胞减少，患者易发生感染。有5%的患者可检测出M蛋白，另有5%进展为侵袭性淋巴瘤，以弥漫大B细胞淋巴瘤为常见。

（2）诊断标准

综合国内外文献，达到以下3项标准可以诊断为慢性淋巴细胞白血病（CLL）：①外周血B淋巴细胞（CD19$^+$细胞）计数≥5×10^9/L。②外周血涂片特征性地表现为小的、形态成熟的淋巴细胞显著增多，其细胞质少、核质密、核仁不明显、染色质部分聚集、易见涂抹细胞。外周血淋巴细胞中不典型淋巴细胞及幼稚淋巴细胞<55%。③典型的免疫表型CD19$^+$、CD5$^+$、CD23$^+$、CD10$^-$、FMC7$^-$、CD43$^{+/-}$、CCND1$^-$、表面免疫球蛋白、CD20及CD79b弱表达。流式细胞学确认B细胞的克隆性，即B细胞表面限制性表达κ或λ轻链（κ：λ>3：1或<0.3：1）或>25%的B细胞表面免疫球蛋白不表达。

（3）治疗方法

CLL早期以观察为主，其治疗指征与Rai分期相关。Rai分期分为5期：0期特点为仅淋巴细胞增多，预计平均生存期大于10年；Ⅰ期出现淋巴结肿大，预计平均生存期大于8年；Ⅱ期出现脾大，生存期6~7年；Ⅲ期伴有贫血，生存期1~2年；Ⅳ期伴有血小板减少，生存期1~2年。在治疗方面，Rai分期0~Ⅱ期以临床观察为主。CLL的治疗指征为Rai分期Ⅲ期以上，或出现乏力、盗汗、体重下降、发热等，脏器功能受损，脾大，肋下超过6cm或淋巴结肿大超过10cm，淋巴细胞倍增时间小于6个月。临床治疗CLL多采用药物治疗或造血干细胞移植。药物治疗方案中，单药多选用苯丁酸氮芥加激素，联合治疗可选择氟达拉滨±CD20单抗。对于巨大淋巴结导致压迫症状，可进行放疗。脾亢者可考虑切脾治疗。

（三）代表性治疗方法

1. 化学治疗　自20世纪第一种化疗药物氮芥被发现以来，随着肿瘤细胞动力学、分子生物学的发展，白血病的化疗药物不断更新换代。尤其是近几年来新药及新的辅助手段相继推出，使白血病的化疗取得了重大进展，白血病的治疗有了更广阔的前景。

化疗药物主要有3种分类方法。

根据其化学结构和来源大致归为6类，即烷化剂、抗代谢药物、抗生素、植物药、激素及杂类（包括铂类、门冬酰胺酶、靶向治疗等）。

根据作用机制分为五大类。①作用于DNA化学结构的药物（包括烷化剂、蒽环类和铂类化合物）；②影响核酸合成的药物（主要是抗代谢药物）；③作用于DNA模板影响DNA转录，或抑制DNA依赖RNA聚合酶而抑制RNA合成的药物；④影响蛋白合成的药物（如紫杉醇类、长春碱类和鬼臼碱类等）；⑤其他类型（如激素、生物反应调节剂、单克隆抗体等）。

根据药物作用的周期或时相特异性，分为周期非特异性药物和周期特异性药物。

2. 其他疗法

骨髓移植：骨髓移植即造血干细胞移植，是通过静脉输注造血干、祖细胞，重建患者正常造血与免疫系统，从而治疗一系列疾病的治疗方法。造血干细胞移植基本上替代了"骨髓移植"这一术语，这是因为造血干细胞不仅来源于骨髓，亦来源于可被造血因子动员的外周血，还来源于脐带血，这些造血干细胞均可用于重建造血与免疫系统。尽管目前出现了许多治疗急性髓系白血病的新型化疗药物，异基因造血干细胞移植（allo-SCT）在治疗健康成人AML方面仍然至关重要。且近十年来，二代测序技术、可检测的残留病灶（既往称微小残留病灶）等技术的发展进一步促进了allo-SCT在AML治疗中的应用。

免疫治疗：免疫治疗是指针对机体低下或亢进的免疫状态，人为地增强或抑制机体的免疫功能，以达到治疗疾病目的的治疗方法。免疫治疗的方法有很多，适用于多种疾病的治疗。肿瘤的免疫治疗旨在激活人体免疫系统，依靠自身免疫功能杀灭癌细胞和肿瘤组织。与以往的手术、化疗、放疗和靶向治疗不同的是，免疫治疗针对的靶标不是肿瘤细胞和组织，而是人体自身的免疫系统。研究发现，针对急性髓系白血病，基于T细胞的免疫疗法是一种新疗法。

嵌合抗原受体 T 细胞（CAR-T）免疫治疗是针对造血干细胞移植后复发性急性髓系白血病的一种新型免疫治疗策略。

（四）存在问题

参考 2020 年 ASCO 年会白血病相关摘要，现在的研究着眼于急性髓系白血病的治疗，通常用阿扎胞苷联合新药取得优于单用 AZA 的疗效，如联合 IDH 抑制剂恩西地平，联合派伏司他治疗慢性单核粒细胞白血病或低爆发急性髓系白血病，联合抗 CD-47 抗体治疗 AML，或用阿糖胞苷联合格拉吉布治疗 AML，或联合维奈克拉治疗未经治疗的 AML 老年患者。有研究对比 CPX-351 与 7+3 方案的 3 阶段，提示 CPX-351 能给老年高风险、次级 AML 患者带来更长时间的缓解与更长的生存期。

目前，有关于慢性期慢性髓系白血病应用普纳替尼、帕纳替尼的剂量、效应及风险评估的研究；有与造血细胞移植相关的研究，如在移植前运用艾伏尼布治疗代替不能耐受强化疗的 R/R AML 患者改善移植时疾病状况，以及移植后细菌感染的处理；有 AML、ALL 儿童造血细胞移植后小儿疾病风险指数的构建、HCT 后创伤后应激的相关研究；有关于其他肿瘤治疗引发的白血病相关的探究，提示这类白血病的预后相对不佳。慢性淋巴细胞白血病热门治疗药物有布鲁顿酪氨酸激酶抑制剂、磷脂酰肌醇-3 激酶抑制剂。这些新兴的治疗方法对于高风险 CLL 患者有更高的收益，但存在耐药、副作用（心律失常、真菌感染和 BTK 抑制剂导致的出血），以及昂贵等不足。IGHV 基因未突变患者预后相对突变患者不良，但应用新的靶向药后，生存率接近。

总体而言，白血病治疗方面的研究着重探索新药的临床试验、联合用药的方向。而存在的问题多与治疗复发性、难治性白血病相关。药物的耐药等问题还有待解决。

二、中药鲜药治疗本病的渊源

历代医家应用鲜药治病由来已久。《神农本草经》记载"干地黄味甘寒，主折跌绝筋，伤中，逐血痹，填骨髓，长肌肉。作汤除寒热积聚，除痹，生者尤良"。这里所说的生者，指的就是鲜药。吴鞠通《温病条辨》中"五汁饮"由梨汁、鲜藕汁、鲜芦根汁、鲜麦冬汁、荸荠汁组成，治疗"太阴温病，热灼津伤，口渴，吐白沫，黏滞不快者"，是鲜药治疗温病的典型代表。近代名医施今墨擅用鲜茅根治疗鼻衄，张锡纯应用鲜小蓟治疗血热妄行的出血，均取得了显著疗效。而运用鲜中药治疗白血病，是长期临床实践与探索的重大发现。

20世纪60年代，秦伯未和赵绍琴共同发表"中医治疗白血病的初步体会"，认为是白血病是一个虚证。其立论依据是白血病患者常见面色无华、眩晕、心悸、形瘦体倦、食少嗜卧、脉虚大，一派虚损之象，治疗总不离参、芪、归、芍之类。结果事与愿违。通过30年实践，赵绍琴在"对中医药治疗白血病的再认识"一文中指出："抚今追昔，自从60年代初我和秦伯未先生共同研讨中医药治疗白血病的方法以来，30个春秋已经流逝。而今，白血病仍然像一头巨魔，年复一年地吞噬着千百万人的生命。30年来，我经过了一个探索—失败—再探索—再失败—较成功的艰难历程。"他认为，白血病"辨病因，热毒为本，体虚为标；察病机，热郁骨髓，由里外发"。并指出白血病属于伏邪温病的范畴，"血分热盛"是其主要病机。在治疗方面，《素问·至真要大论》云"热者寒之""温者清之"；《素问·六元正纪大论》云"火郁发之"；而叶天士在《临证指南医案》中指出温病热入营血的治疗大法为"入营犹可透热转气……入血就恐耗血动血，直须凉血散血，如生地、丹皮、阿胶等物是也"。"疗热以寒药"，治疗伏邪温病自当清热解毒，凉血散血，多选用赤芍、白头翁等凉血，姜黄、茜草等散血。同时"壮水之主，以制阳光"，配以生地、玄参等滋阴清热，金银花、连翘等透热转气。

名老中医孙一民教授治疗白血病的思路与赵绍琴先生不谋而合。赵绍琴先生祖上三代均为御医，自幼跟随父亲赵文魁学习中医，也师从于北京四大名医之一汪逢春及其他多位名师。孙一民先生毕业于北京华北国医学院，师从北京四大名医之一的施今墨先生，并随施老在北京、南京行医多年，深得施派真传。同样是清热解毒，两人在用药方面又有所不同。孙一民教授选用甘寒养阴的鲜药治疗，其滋阴清热的效果优于干药。起初，孙教授治疗白血病多配伍甘寒养阴的鲜药，取得了不错的效果；后来，由于一些患者家庭贫困，无法接受药物治疗，单独从地里采集鲜生地、鲜茅根、鲜小蓟、鲜蒲公英服用，其病情同样缓解，故此采用四味鲜药来治疗白血病。曾有一位患者西医、中医治疗一年无效，后采用鲜药治疗很快缓解。因此，早在20世纪80年代，人民日报、健康报、羊城晚报、中国青年报、科技日报、中国中医药报等报纸报道了鲜中药治疗白血病这一新突破。可惜，此方法未能开展大规模和更深入的研究。

王泽民师从岳美中教授、孙一民教授，临床实践40余年，在应用鲜中药治疗方面积累了丰富的临床经验，特别是治疗白血病疗效显著。王泽民最早应用鲜中药，要追溯到早年随父亲一同在岳美中先生家临证实习。当时，有位亲戚患有噎膈，食入即吐，西医诊断为食管癌晚期，来到岳美中先生家中求诊。岳老处以方药后，嘱其回家大量服用蒲公英，患者服药半年，神奇地被治愈了。后来，家乡有患者来就诊，也是噎膈一病，患者恶病质，骨瘦如柴，无法耐受手术，经济原因无法接受放化疗，只能中药保守治疗，王泽民遂仿照岳老经验，给予参赭培气汤加味，配合鲜蒲公英、鲜小蓟等药，亦获神效，延长了患者10年寿命。跟随孙一民先生学习期间，王泽民亲历孙老应用鲜中药治疗白血病的独特疗效。经临床观察，白血病属阴虚内热者占大多数，辨证论治是获得疗效的关键，治疗多采用鲜中药配合干药随证加减，预防重于治疗，多数患者能缓解症状，三分之一能明显延长生存期。

三、中药鲜药治疗介入阶段与辨治规律

鲜药治疗应该贯穿疾病始终。所谓"始"，可能始于得病前二三年，甚至更长的时间。多数患者回忆，确诊前的几年中常常出现手足心热、不欲近衣被、心中烦热、鼻衄等症状，有的患者提到睡觉时必须把手足伸在被子以外，甚至冬天都不愿意盖被子，有的患者心口热、自觉热得能孵小鸡。其实，这个时候进行干预，截断病势，就可以减少白血病的发生，正如《素问·四气调神大论》云："是故圣人不治已病治未病，不治已乱治未乱，此之谓也。"治疗可用甘寒滋阴清热的食疗之法。

临床观察白血病因于热者占十之八九，需要首先辨别是否存在阴液亏虚、热毒炽盛的病机。不少急性白血病患者除具有发热、贫血、出血、浸润等症状外，同时伴有五心烦热、口干渴、喜冷饮、舌红少苔或舌淡少津液、脉细数等阴虚内热的表现。阴虚则阳无以制，阳气亢盛而产生内热，热邪又进一步伤阴。阴愈虚则火愈炽，火愈炽则阴更伤。由于阴液大伤，致使人体抗邪能力明显下降，又成为邪热难以消散的原因。可见阴液亏虚、热毒炽盛、机体阴阳失调，造血微环境遭到破坏导致白血病发生。

热毒内炽，热蒸于外，故见发热；热毒内炽，精血暗耗，则见贫血；热毒迫血妄行，血不循经而外溢，可见鼻衄、齿衄、肌衄等各种出血；热毒蕴结于骨髓，经络不通，则出现骨痛；精亏血少，血行迟滞，热毒瘀结，可见肝脾淋巴结肿大；阴液亏虚，正不抵邪，还易产生各种变证。故养阴清热、凉血解

毒为其治疗大法。

临床常见辨证分型包括如下几种。

1.阴虚内热证 发热或自感身热、不欲近衣被，多汗，口干喜冷饮，或鼻衄、齿衄、肌衄，乏力，小便黄，大便干，舌质淡，苔白或黄，少津或有裂纹，脉细数。

2.阴血亏虚证 以贫血症状为主，面色苍白，唇甲淡白，头晕，心悸，神疲乏力，舌质淡，脉细弱。

3.热毒炽盛证 以热毒症状为主，高热不退，口舌生疮，齿衄，咽喉肿痛，肛周脓肿，大便干结，小便黄赤，舌质红、舌苔黄少津，脉大数。

4.热盛动血证 以出血症状为主，皮下出血，鼻衄、齿衄、便血、尿血，舌质红，舌苔黄少津，脉细数或芤。

5.邪阻经络证 以肢体疼痛为主，骨痛、腰痛、四肢关节痛，舌质红，脉细数。

6.邪闭清窍证 头痛、头晕、呕吐，视物不清或失明，听觉失聪，烦躁或神昏谵语，舌质红。

经长期临床观察，在辨证基础上，应用大剂量甘寒养阴鲜药时效果显著。鲜药汁养阴清热、凉血解毒之力优于干药。但临床上少部分患者属于脾胃虚寒证，服用鲜药后可能出现腹泻，应选用健脾温中和胃的方法，不宜服用大量甘寒鲜中药。口服鲜中药后出现腹泻者，亦需要仔细辨别。若服鲜中药后虽然腹泻，但大便每日不超过3次，泻后并无乏力，反觉体力增加，泻数次后自止，此为热毒从二便排出之候，可予鲜药治疗。若泻后乏力，或大便每日超过3次，则恐耗伤元气，须停用鲜中药。

最后，还要强调辨证论治的重要性。治病求本，切中病机，则诸症皆除。急性白血病的出血多由于热盛动血所至，用养阴清热凉血法既可治疗出血，又可预防出血。通过养阴清热鲜药的治疗，不但感染、出血现象明显减少，而且白血病细胞浸润而引起的肝脾淋巴结肿大亦随之消退，并不需要使用软坚散结一类药物，这是由于阴液充足则血液运行畅利，促进了瘀滞的消散。还要根据证候的不同与变化，因人、因地、因时制宜，随证加减，辨证施治。

四、常用方剂与药物配伍

选用大剂量甘寒养阴鲜药是治疗急性白血病取得良好疗效的关键。鲜药养阴清热、凉血解毒之力优于干药。用药剂量大也是取效的重要因素。由于急性白血病热毒内伏深重，常规剂量往往病重药轻，犹如杯水车薪，难以奏效。加大药量方能起到治疗效果。阴液得以恢复，则邪热自去，贫血现象亦可纠正。

临床根据证候的不同，常用方剂与药物配伍规律如下。

1.素体阴虚　采用食疗方预防白血病。考虑小儿患者多，当儿童出现五心烦热，经常鼻衄时，可以选用五汁饮，即鲜藕节50g、鲜梨50g、鲜甘蔗50g、鲜荸荠50g、西瓜翠衣50g，榨汁或熬水服（将五汁放入锅内，加入适量，置大火上烧沸5分钟后改小火煮15分钟）。成人无糖尿病者亦可服用。糖尿病患者去梨、甘蔗、荸荠，加鲜生地100g、金银花30g、生石膏30g，水煎服（药加水浸泡半小时，水没过中药即可。第一煎大火将水煮开后改成文火煎煮约30分钟，倒出汤汁。再加入清水，先用大火将水煮开，改成文火煎煮20~30分钟，倒出汤汁。两次汤汁混合后分2~3次服用）。

2.阴虚内热证　治疗方法以大剂量养阴清热鲜中药为主，方用四鲜汤。鲜生地250g、鲜白茅根250g、鲜蒲公英500g、鲜小蓟500g，洗净。切碎，每日煎1剂，分2~3次服用。此为成人一日量，儿童及身体极度虚弱者用药剂量酌减。

3.阴血亏虚证　在服用四鲜汤基础上，佐以滋阴养血，常选用首乌、当归、熟地、龟甲、阿胶、白芍，滋阴养血。伴有气阴两虚者，可加西洋参3~5g，水煎服。

4.热毒炽盛证　在服用四鲜汤基础上，佐以清热解毒之品，常选用金银花30g、连翘15g、板蓝根20g、大青叶15g、鲜芦根50g、竹叶10g、玄参10g。伴有高热者，加金银花30g、连翘30g、生石膏30~60g、知母10g、羚羊粉1.8g，水煎服，每日一剂，早晚分服，餐后半小时以上服用。伴有咳嗽、胸痛者，可配合麻杏石甘汤加减。麻黄6g、生石膏30g、杏仁10g、甘草6g，水煎服，每日1剂。伴有大便秘结者，可配合生大黄6g（后下）、芒硝10g（冲服）。

5.热盛动血证　在服用四鲜汤基础上，佐以凉血散血之品，常选用三七3g（药汁冲服）、丹皮10g、仙鹤草15g、赤芍10g。伴有鼻齿衄血，加荷叶炭10g、黑栀子10g、牛膝炭10g、仙鹤草10g；咯血，加牛膝炭10g、藕节炭10g；吐血，加代赭石15g（先煎）、侧柏炭10g、藕节炭10g；便血，加槐花炭10g、地榆炭10g、黄连炭10g；皮下出血，加仙鹤草15g、赤芍15g、丹皮10g；月经量多，加棕榈炭10g、侧柏叶10g、白茅根30g；尿血，加茅根炭10g、黑山栀10g，或合猪苓汤（猪苓10g、泽泻10g、滑石10g、阿胶10g烊化、茯苓10g，水煎服，每日1剂）养阴清热止血。

6.邪阻经络证 伴有肢体关节疼痛，在服用四鲜汤基础上，佐以通络止痛之品，选用桑枝30g、丝瓜络10g、威灵仙10g、川牛膝30g。

7.邪闭清窍证 在服用四鲜汤基础上，佐以清脑开窍之品，常选用紫石英10g、紫贝齿10g，或安宫牛黄丸1丸温水送服。

在治疗过程中，热邪有三个出路，即从汗液、二便排出。如加入金银花15g、连翘15g等，可使热邪随汗液排出。白茅根30g，滋阴利尿而不伤胃，配合小蓟30g使用，使热从小便出。鲜生地50g、鲜公英50g，可以辅助热邪从大便排出。

此外，脾胃虚寒者慎用鲜中药。有些患者同时存在脾胃虚寒、阴虚内热之候，服用四鲜汤加鲜芦根200g、鲜藕节200g，出现大便溏薄、纳差者，不适合单独服用六鲜汤。应遵从《伤寒论》保胃气、存津液之精髓，任何时候都首先要"保胃气"，宜先用参苓白术散、资生丸等健脾益气、化湿止泻，并配伍扁豆、山药、莲子、薏苡仁、芡实各30g，熬制成粥以健脾益气。还应当指出，白血病以阴虚内热证多见，但常规之中，每有变证。不属于阴虚内热型者又当根据具体病情辨证论治。

临床研究数据显示，养阴清热鲜药治疗难治性白血病，完全缓解率达48.7%，部分缓解率为18.4%。经长期临床观察发现，中药鲜药可提高患者临床缓解率，延长生存期，改善生活质量，减轻化疗副作用，安全性好且药源广泛。若能开展多中心、大样本、随机对照临床研究探明其作用机制，开发出治疗白血病的系列中药，将对提高白血病临床疗效具有重要意义。

五、临床应用案例

【案1】急性髓系白血病（M2型）案

张某，女，39岁，2007年7月2日初诊。主因"乏力，皮肤瘀斑2月余，伴发热1周"前来就诊。

患者于2007年6月无明显诱因出现全身乏力，面色苍白，牙龈肿胀，四肢皮肤出现散在分布的点状出血。2个月后疲乏，出血加重，双大腿内侧可见瘀斑，融合成片，2007年9月10日就诊于苏州某医院。

查血常规示 WBC $18 \times 10^9/L$，HGB 108g/L，PLT $20 \times 10^9/L$；骨髓检查示骨髓增生极度活跃，粒系异常增生，以原始粒细胞（Ⅰ+Ⅱ型）为主，占 NEC 80.4%，其形态特点为胞体大小不等，多呈类圆形或椭圆形，胞浆量中等，天蓝色，偶含少许嗜天青颗粒，可见 Auer 小体；胞核规则，可见凹陷，折叠等，核染色质呈细颗粒状，核仁2~5个，其 POX 染色强阳性（100%）。红系受抑，巨核细胞数全片1只，血小板数减少。免疫表型报告：幼稚细胞比例83.3%；T淋巴系 CD2 1.6%、CD7 11.0%；B淋巴系 CD10 2.4%、CD19 0.7%、CD20 0.2%；髓系 CD13 83.6%、CD33 21.6%、CD14 0.8%；干系 CD34 4.7%、CD117 21.9%；其他补充标志：CD15 0.9%，HLA-DR 0.1%。染色体检查报告：正常女性核型，46，XX［20］。分子检测报告：未检测到 BCR-ABL、AML-ETO、PML/RARα 融合基因。诊断为急性髓系白血病（急性粒细胞白血病部分分化型，M2）。

随后接受第1周期 DA 方案化疗，但是在第2周期化疗第5天患者高热不退，持续一周。患者出现脓毒血症，呼吸困难，渐至昏迷。当时症见高热，体温39~40℃，四肢皮肤散在瘀斑，口干渴，大便偏干，小便短黄，舌边尖红，苔薄白，干燥少津，脉洪数，予白虎汤加减，生石膏60g、知母10g、炙甘草6g、鲜芦根100g、羚羊角粉1.8g（冲），水煎服，日进2剂，每2小时服用100ml，次日热势缓解，体温降至38℃，服药第3日体温恢复正常。

随后二诊，患者出现倦怠，乏力，五心烦热，舌红少苔，脉细数。中医辨证：阴虚内热证。施以养阴清热、凉血解毒法，改予四鲜汤治疗，鲜公英500g、鲜小蓟500g、鲜生地250g、鲜茅根250g。鲜药榨汁，每日250ml，分二次口服。

患者症状缓解后，又应用大剂量阿糖胞苷巩固治疗，出现肠梗阻，病情危重，大便一周未行，腹胀腹痛，恶心呕吐，舌苔黄燥，脉细数。予增液承气汤，玄参10g、生地30g、麦冬10g、厚朴25g、枳实12g、生大黄10g（后下）、芒硝10g（冲服），每2小时服药1次，大便通畅则停服。次日大便已通，诸症缓解。后继予四鲜汤每日口服250ml，治疗6个月，期间完成4周期化疗，复查提示完全缓解。继续服四鲜汤至半年，以巩固疗效。2017年7月1日最后一次骨穿结果显示粒系增生活跃占58.5%，比例正常，胞浆中颗粒增多增粗，余形态大致正常。红系增生活跃占26%，比例形态均大致正常。淋巴细胞比例正常，以成熟小淋巴细胞为主，巨核细胞数及形态大致正常。血小板小簇散在分布。提示 M2 缓解中。追访13年，健康如常人。

按语：本例患者获得显著的疗效，基于以下三点。首先，准确地辨证论治是取得疗效的关键。《济生方·血病门》言："夫血之妄行也，未有不因热之所发。"《古今名医临证金鉴·血证卷》指出："阴分先虚，易受天之风热燥火也，至阴邪为患，不过其中之一二耳。"强调血证因于热者居多，而热证又分虚热和实热。本患者五心烦热，口干，舌红少苔，脉细数，均为阴虚内热的表现，故治疗应"壮水之主，以制阳光"。阴虚内热证是临床常见证候，很多患者就诊时追溯，发病前两三年就已经出现五心烦热等阴虚内热的表现，应及时调理，截断病势。同时又要根据证候变化而灵活调整，急则治标，予以白虎汤清气分实热，继以增液承气汤通阳明腑实。其次，采用甘寒养阴鲜药治疗，主要因为鲜药滋阴清热、凉血解毒之力优于干药。最后，采用鲜药治疗阴虚内热之白血病时要注意药量，常需要大剂量应用才能获效，常规剂量往往是病重药轻，犹如杯水车薪，难以奏效，加大药量方能收到显著疗效。在养阴清热、凉血解毒的同时，适当佐以健脾和胃之品，以保胃气，存津液。

【案2】急性髓系白血病（M3型）案

庄某，女，18岁，1990年12月7日初诊。患者于1990年10月因高热不退在当地医院确诊为急性早幼粒细胞白血病（M3型）。化疗1个月后复查未缓解，骨髓象示原始细胞加早幼粒细胞占51%。血常规示血红蛋白40g/L，白细胞3.4×10^9/L，中性粒细胞82%，淋巴细胞18%。同时患者出现发热，持续6天不退，体温38~39℃，用多种抗生素无效。右下腹可触及一条索状物，经外科会诊排除急性阑尾炎，疑为白血病细胞浸润所致。因化疗无效，持续高热，转中医会诊。症见持续高热一周，体温39~40℃，伴头痛，口干渴，喜凉饮，烦躁，腹痛，大便6日未行，右下腹条状包块，舌红少苔，脉细数。

四诊合参，证属阴液亏虚，热毒炽盛，复感外邪，治疗因此采用养阴清热、凉血解毒、解表散邪为法，辅以行气通腑，药用四鲜汤合小承气汤加减，处方：金银花30g、连翘30g、豆豉10g、薄荷6g、荆芥10g、芦根30g、厚朴25g、大黄10g、枳实10g、莱菔子10g，另服紫雪散。服药第2天大便已通，发热消失，头痛、腹疼缓解，右下腹条索状物消失，诸证好转。继服四鲜汤一个月，复查血象及骨髓象获完全缓解。嘱继服四鲜汤半年以巩固疗效，随访10年未见复发。

按语：急性早幼粒细胞白血病是一种极特殊的白血病，约占AML的10%，它有t（15，17）染色体易位，形成一个新的融合基因PML/RARA而导致细胞停止在早幼粒阶段。早期常有血凝功能障碍，病情凶险，在80年代死亡率很高。中药砒霜提取物亚砷酸联合维甲酸的应用，以及当前中药复方黄黛片的推广，使得APL根治率达90%以上。药物使用逐渐由静脉输注改为口服，大大提高了APL患者的生存期与生活质量，成为AML靶向治疗及中医药走向国际舞台的典范。本例患者根据脉证辨为阴液亏虚、热毒炽盛，因此采用养阴清热、凉血解毒的治法，切中病机，故收效显著。阑尾周围病变消失，亦因于阴液得充，血行畅利，瘀滞消散。复方黄黛片治疗APL的成功经验对四鲜汤研究有很好的借鉴作用。

【案3】急性髓系白血病（M4型）案

患者赵某，女，62岁，因"发热、水肿1月余"于2013年2月26日初诊。患者自述半年前出现牙龈肿痛、出血，神疲气短，下肢行走无力，2013年1月21日就诊于河北省唐山市某院，查血涂片：白细胞数量少，幼稚细胞17%，红细胞轻度大小不等，成堆散在血小板可见。骨髓穿刺示骨髓增生明显活跃，粒红比5.83∶1。粒系占10.5%，其中嗜酸粒细胞占8.5%，红系占18.0%，各期可见，成熟红细胞轻度大小不等。巨核细胞及成堆散在血小板可见。粒单核细胞占51.5%，可见奥氏小体，POX阳性。染色体核型：47，XX，+22［8］/46，XX［12］。染色体核型分析报告：分析20个中期分裂相细胞，结果显示为男性核型，8个核型存在+22。免疫分型示原始向系细胞延伸的分布区域可见异常细胞群体，约占有核细胞的29.9%，表达CD13、CD33、CD117、MPO，部分细胞表达CD15、CD34、CD38；单核细胞比例增高，CD11b表达丢失，CD14表达部分丢失，CD33表达的荧光强度降低。酸性粒细胞比例增高，其免疫表型未见明显异常，考虑为急性髓系细胞白血病（AML-M2或M4/M5可能）。明确诊断为急性非淋巴细胞白血病M4。患者住院行MA方案化疗1周期，出现高热，体温高达40℃以上，呕吐，腹泻，全身水肿。2月26日复查骨髓象提示完全缓解。经各类抗生素治疗20余天，仍高热不退，胸腹腔血性积液，下肢重度水肿，遂转入上级医院进一步治疗。

入院完善相关检查后，考虑发热、胸腔积液与结核性胸膜炎有关，经治疗1周后患者体温下降，在38℃上下波动，然而水肿未见改善，出现败血症（热带假丝酵母菌）、I型呼吸衰竭、药物性肝损伤、黄疸。患者病情危重，无法继续化疗，建议以支持治疗为主，回家疗养。患者家属请中医会诊。刻下症：一身悉肿，胸腹胀满，胸闷喘息，自觉身热，手足心热，纳差，小便不利，卧床不起两个月，舌淡苔白，脉浮数。西医诊断：急性非淋巴细胞白血病（M4）。中医诊断：水肿、虚劳。中医辨证：脾湿壅盛，阴虚内热。治则：健脾利水，养阴清热。处方用药：防己黄芪汤合五皮饮配合六鲜汤。生黄芪30g、防己10g、炒白术10g、炙甘草6g、陈皮10、生姜皮10g、桑白皮15g、茯苓皮30g、大腹皮30g。15剂，一日1剂，水煎服。鲜蒲公英500g、鲜小蓟500g、鲜生地黄250g、鲜白茅根250g、鲜藕节200g、鲜芦根200g。15剂，一日1剂，榨汁内服。

二诊（2013年3月13日）：患者水肿明显消退，喘息缓解，腹胀减轻，身热稍退，食欲改善，小便量增多，体重减轻，舌淡苔白，脉浮数。患者水肿、发热症状均见好转，故临证遣方遵循"效不更方"的原则，原方继服15剂。

三诊（2013年3月28日）：患者水肿完全消退，胸腹未见胀满，呼吸通畅，手足心微热，食欲渐进，体力渐复，可坐轮椅外出，舌淡红苔白，脉细数。嘱患者停用防己黄芪汤合五皮饮，单服六鲜汤，用法、用量如前。

予中药饮片配合鲜药服用后，症状日益好转。2013年6月28日复查骨髓象：骨髓增生活跃，粒红比2.29∶1。粒系占58.5%，各期可见，形态大致正常。红系占25.5%，各期可见，以中晚幼红细胞为主，成熟红细胞轻度大小不等。巨核细胞及成堆散在血小板可见。诊断意见：AML-M4骨髓缓解象。患者因无法耐受不良反应，未再行化疗，服药一年后复查骨髓象仍缓解，血象恢复正常，症状消失，患者认为痊愈，自行停药。结果一年后复发，此后继续服用六鲜汤半年，再次缓解，遂不敢停药，连续服用5年后停药。目前自患者确诊已经9年，仍健康如常人，未见复发。

按语： 患者化疗1周期后引起严重水肿，考虑因化疗致使脾胃虚弱，水液运化失常，水湿内停所致。将防己黄芪汤中的黄芪加量，配合五皮饮以加强其益气健脾、利水消肿的功效。考虑因化疗损伤人体正气，正亏无力抵抗久伏体内的温热邪毒，致使热盛蒸于外，患者表现出高热不退，后又因热毒耗伤阴液，虚热内生，故出现持续低热的症状。针对发热病机，运用养阴清热、凉血解毒之法。考虑患者发热明显，为加强清热凉血的作用，故在四鲜汤的基础上加用鲜藕节和鲜芦根组成六鲜汤，持续治疗，直至患者体温正常，病情完全缓解，说明中医治疗AL亦可取得显著疗效。"冰冻三尺非一日之寒"，治疗也需要一定的疗程，才能纠正机体阴虚内热之证。一般在疾病控制后，还需要根据病情巩固治疗1~3年，甚至5年，做到瘥后防复。

六、临床应用注意事项

1.治疗禁忌 临床用药忌伤胃气、元气、津液。"有胃气则生"，治疗始终要顾护胃气，如加焦三仙、鸡内金、炒谷芽、桔梗、陈皮、枳壳。元气是人体生命活动的原动力，过度化疗损耗元气，致变证蜂起。"留得一分津液，保得一分生机，津回则生，津亡则亡"。治疗始终注重保胃气，存津液。对于脾胃虚寒而需要慎用寒凉之品，如同时存在阴虚内热的病机，可先温中健脾和胃，再图养阴清热，并佐以益气健脾。

2.服药疗程 从多年临床经验来看，服药后一般1~3个月改善，6~12个月达到最佳疗效。因本病热邪深重，达到完全缓解后仍宜巩固治疗1~3年，以减少复发，最多者服用5年，巩固疗效多隔日或每3日服用1剂。在应用鲜药的时候，既要切中病机，随证加减，又要懂得守方治疗，以获痊愈。

3.煎服方法 中药的煎服方法非常重要，四鲜汤建议榨汁温服，其中鲜茅根、鲜芦根不易出汁，可以加水煎煮，兑入其他药中温服。临床上不按照此法煎药，则影响疗效。服药频次也很重要，不是所有中药都是一日分两次服用，可以服用4次、6次，也可能只服用半剂。如治疗感冒、发热、咳嗽等不效，"后服小促其间，半日许，令三服进"；又如大承气汤，"得下利，止后服，不必尽剂"。可见，中医辨证论治灵活应变，服药频次亦需随证而变。

4.注重调护 情志因素与饮食宜忌对本病影响颇大，应予重视。首先应身心合治，对于白血病患者，药物治疗的同时应行耐心细致的心理疏导，解除患者的悲观失望及恐惧心理，发挥患者的主观能动性，坚定与疾病斗争的信心。其次要做到食饮有节，起居有常。忌烟酒及辛辣动火之品，如生葱、生姜、生蒜、杏、李子、辣椒、鱼、羊肉、巧克力、人参、鹿茸等；宜食清淡、易消化、富有营养之品，如牛肉、猪肉、鸭肉、鸡蛋、鸭蛋、苹果、香蕉、梨、藕等。发热时配合服用荸荠汁、西瓜汁、藕汁、梨汁、蔗汁等，对康复大有益处。此外，可以配合太极拳、八段锦、六字诀、气功等方法调养形神，以获得最佳疗效。

5.未病先防 中医的精髓是辨证论治，很多患者并不是单一的证型，每个方剂均要建立在辨证的基础上，同时也要随证加减。因此，"上工治未病"，未病先防，此乃上策，无论儿童、成人，追溯发病前，常有接触有害物质、五情过极、劳倦过度等病因，需要在日常生活中加以纠正与干预。其养生准则正如《素问·上古天真论》中所言："其知道者，法于阴阳，合于术数，食饮有节，起居有常，不妄作劳，故能形与神俱，而尽终其天年，度百岁乃去。"同时要做到"虚邪贼风，避之有时；恬淡虚无，真气从之；精神内守，病安从来"。如此，不仅可以有效地预防白血病，还可以真正地促进健康。

第二节 骨髓增生异常综合征

一、概述

骨髓增生异常综合征（MDS）是一种起源于造血干细胞，以血细胞病态造血、高风险向急性髓系白血病转变为特征的异质性髓系肿瘤性疾病。MDS是一种老年性常见疾病，好发于65~70岁的人群，发病率随年龄增加而明显增长，世界范围内平均发病率约5/10万，而大于70岁的人群发病率约22~45/10万，相当于急性髓系白血病平均发病率的10倍，非霍奇金淋巴瘤平均发病率的3~5倍。且MDS在亚太地区高发，占总全球50%以上。同时，随着化疗、放疗等肿瘤治疗手段的应用，治疗相关性MDS发病率也呈逐年上升趋势。法英美协作组将MDS分为5型：难治性贫血（RA）、环形铁粒幼细胞性难治性贫血、难治性贫血伴原始细胞增多、难治性贫血伴原始细胞增多转变型、慢性粒-单核细胞性白血病。2016年WHO修订MDS分型，将MDS分为5型，分别为MDS伴单系病态造血、MDS伴多系病态造血、MDS伴环形铁粒幼细胞、MDS伴原始细胞增多、MDS-未分类。目前临床对MDS诊断分型多平行参考FAB和WHO标准。

1.诊断标准 MDS最低诊断标准：符合两个"必备条件"和至少一个"确定条件"时，可确诊为MDS；若不符合任何"确定条件"，但患者显示有髓系疾病，则需参考"辅助条件"，以帮助确定患者是否患有MDS，或存在"高度疑似MDS（HS-MDS）"

（1）必备条件（下面两个条件必须同时具备，缺一不可）

①下列细胞系别中一系或多系持续性减少（≥6个月），如果同时有染色体核型异常，可＜6个月：红细胞（Hb＜110g/L）、中性粒细胞（ANC＜1.5×10⁹/L）、巨核细胞系（PLT＜100×10⁹/L）；②排除可以成为血细胞减少、发育异常原发

原因的所有其他造血组织或非造血组织疾病。由于较多患者被诊断为两个髓系肿瘤并存，少数患者即使查出可能引起血细胞减少的另一个共存疾病，MDS的诊断仍能成立。对于这类情况须加以说明。

（2）确定条件

①骨髓涂片中红细胞系、中性粒细胞系或巨核细胞系每一系细胞中至少有10%发育异常，或环状铁粒幼红细胞＞15%；②骨髓涂片中原始细胞占5%~19%；③典型的染色体异常（常规核型分析法或FISH）。典型的染色体异常是指在MDS中常常出现的+8，–7，5q–，20q–等。若只有核型异常这一个"确定条件"，则应认为是"HS–MDS"。

（3）辅助条件

指符合必备条件而不符合确定条件的患者，而且表现其他方面的典型临床特征，如输血依赖性大细胞贫血。"辅助条件"无须在所有诊疗中心的常规检测工作中都用作标准，如果没有这些条件，对可疑患者应予随诊并反复定期监测，以便确立MDS的诊断。①流式细胞术检测骨髓细胞表型，明确显示有单克隆红系和（或）髓系细胞组群；②HUMARA分析、基因芯片谱型或基因突变分析（如RAS突变）显示有单克隆细胞组群的明确分子征象；③CFU检测骨髓和（或）循环中祖细胞集落（±集丛）显著而持久性减少。

公认的MDS的预后评分方法是1997年提出的MDS国际预后积分系统（IPSS），其根据800多名仅输血支持的MDS患者自然转归分析，发现细胞遗传学异常、骨髓中原始细胞数量及血细胞减少程度是影响MDS患者AML转化和生存期的独立预后因素，根据评分可分为低危、中危–1、中危–2、高危4。MDS临床治疗方法较多，包括造血干细胞移植、去甲基化治疗、化疗、免疫调节、支持治疗等，低危和中危–1患者以支持治疗、调节免疫、去甲基化治疗为主，中危–2和高危患者则配合去甲基化治疗、化疗、造血干细胞移植等治疗。

2.代表性治疗方法　临床治疗MDS多采用异基因造血干细胞移植、去甲基化、预激化疗、调节免疫及对症支持治疗等。allo–SCT仍是目前治愈MDS患者的唯一选择，但其复发率和死亡率不容忽视。去甲基化药物如阿扎胞苷，作为免疫调节剂，在移植前使用可延长患者生存期限，最大限度提高allo–SCT治疗的有效性。临床研究发现，预激化疗，如小剂量地西他滨联合CAG方案治疗，临床效果较好，不良反应相对少，安全性较高。免疫调节治疗的主要药物包括沙利度胺和来那度胺等，其中来那度胺减轻部分具有5q缺失细胞遗传学异常的MDS患者的输血依赖。临床针对患者病情，在对因治疗的同时可进行对症支持治疗，如患者有出血倾向，可予输血小板、止血治疗，重度贫血可输注悬浮红细胞等。

3.存在问题 对MDS的治疗围绕新药研发展开。针对贫血症状，治疗低风险MDS药物有罗沙杜司他，还有特异性激活蛋白受体抗体融合蛋白Luspatercept和Sotatercept，能够使晚期红细胞生成不受负向调节因子影响，现处于2期和3期临床，尚未被批准用于治疗MDS。端粒酶抑制剂能抑制肿瘤细胞端粒酶的活性，致肿瘤细胞死亡。针对血小板减少有罗米司亭和艾曲波帕两种血小板生成素受体激动剂。去甲基化药物为治疗高危MDS的一线药物，为提高其疗效，现有二代HMAs，如鸟地西他滨、异柠檬酸脱氢酶抑制剂、恩西地平、艾伏尼布、奥卢特尼布；有抑制抗凋亡蛋白Bcl-2表达的维奈托克。免疫检查点抑制剂有阿替利珠单抗、伊匹单抗、纳武单抗、帕博利珠单抗。这些药物尚在试验阶段，虽显示疗效不错，但还未常规用于临床。现在有观点认为老年AML患者可能转变为高风险MDS，因此认为治疗老年AML的药物同样可以在高风险MDS患者中应用。

现有的MDS治疗药物存在局限性，并非所有药物都高度有效且能提高生存期。有数据表明，各类型的MDS患者中，只有不到一半（约44%）的患者有对应的推荐治疗方法。现有的多数治疗方法都仅能延缓疾病的进展，尚不能治愈疾病。MDS的分子偏差理论上可用于指导治疗，但目前尚不清楚如何将分子偏差与现有治疗方案相结合。对于高风险MDS，HMAs疗效局限且短暂，有待新药的进一步研发。在监测可测量的残留疾病（MRD）上，认为监测分子层面的复发能够更好地管理疾病，但是对于将何种突变作为预测因子还没有定论。HCT前是否行传统减少细胞的化疗仍然存在争议，有研究认为这可能会筛选出对化疗耐受的克隆体。

总之，目前对本病还没有疗效确切的特效药物，仍需要多途径探索治疗方法。中医药，尤其是鲜中药，近来治疗本病取得了比较满意的疗效，值得临床进一步探索并应用。

二、中药鲜药治疗本病的渊源

MDS以贫血、出血、发热为主要临床表现，根据症状不同，以贫血为主者归属中医"虚劳"范畴；以出血为主者，归属中医"血证"范畴；以发热为主者，归属中医"内伤发热"或"外感发热"范畴。根据 MDS 病因病机与证候特点，第 2 批《24 个专业 105 个病种中医临床路径》收录的《骨髓增生异常综合征中医临床路径与中医诊疗方案》，以及《骨髓增生异常综合征中西医结合诊疗专家共识（2018 年）》明确指出 MDS 的中医病名为"髓毒劳"。"髓毒劳"一名，更确切地阐释了 MDS 病位在骨髓，发病多由正虚毒结所致。目前一般认为该病的病机特点为毒和瘀，为邪实；为气血阴阳不足，为正虚，虚实夹杂，涵盖了气、血、阴、阳四个方面的不足。可见气血阴阳不足对 MDS 进程的影响也不容忽视。由此，从狭义上分析，"毒""瘀"和"气血阴阳不足"是 MDS 的病因。

在治疗方面，中医学根据不同证候采用相应的中医治疗法则和方剂进行干预。鲜中药作为别具特色的中药类别，在 MDS 的中医治疗中可能发挥重要的作用。清热解毒是治疗热毒所致癌症的基本法则之一，亦是热毒炽盛型 MDS 的主要治则。鲜中药性味多属甘苦、寒凉，多数具有清热作用，部分兼具解毒功能，且其清热解毒功效显著优于干品，为其治疗 MDS（特别是热毒炽盛型）奠定了中医药学理论基础。中医古籍关于鲜中药清热解毒的记载颇多。《本草衍义补遗》言蒲公英可化热毒，消恶肿结核，解食毒，散滞气。《本草正义》言白茅根可清血分之热。《品汇精要》言荷叶可治食蟹中毒。《纲目拾遗》言小蓟可清火疏风豁痰，解一切疔疮痈疽肿毒。《本草纲目》言藕节可消瘀血，解热毒。《药性论》言芦根能解大热，《本草蒙筌》言茅根可解酒毒、鱼蟹中毒。《本草正义》言马齿苋："最善解痈肿热毒。"

临床实践表明，由鲜蒲公英、鲜地黄、鲜小蓟、鲜茅根组成的四鲜汤对白血病，尤其是急性淋巴细胞白血病具有较好的临床疗效。医学研究表明，具有清热解毒作用的药用植物是治疗肿瘤疾病的天然药源之一。具有清热解毒作用的苦寒类中药的提取物或单体成分可以通过调控肿瘤细胞的增殖、凋亡、周期、侵袭转移及改善肿瘤多药耐药性或提高机体免疫力等多种途径发挥抗癌作用。这可能为清热解毒中药化解癌毒的主要生物学机制。例如，白头翁总皂苷通过抑制 Bcl-2，促进 Bax 及细胞色素 C 蛋白表达，激活凋亡蛋白 Caspase-3 和 Caspase-9，发挥促进慢性粒细胞白血病 K562 细胞凋亡的作用；藤黄酸亦可通过抑制 Bcl-2 蛋白表达促进 K562 细胞凋亡；丹参酮 ⅡA 通过调控 Src 同源区 2 蛋白酪氨酸磷酸酶-1、Src 同源区 2 蛋白酪氨酸磷酸酶-2 的表达以及酪氨酸激酶-2/信号转导子和转录激活子-5信号通路促进K562细胞凋亡；功劳木提取物联合阿霉素能够降低白血病耐药细胞K562/ADM的耐药程度，等等。对于常用鲜中药，现代药理学通过基础研究证实蒲公英、小蓟、生地黄及马齿苋的水提物或单体成分对肺癌、前列腺癌、胃癌、结直肠癌、乳腺癌、宫颈癌、食管癌、白血病等多种癌细胞具有不同程度的抑制作用；四鲜汤鲜药汁能够有效地治疗急性粒单核白血病细胞WEHI-3诱导的白血病小鼠模型，改善机体的免疫功能。

除了清热解毒，针对瘀和气血阴阳不足，鲜中药亦具备了一定的治疗优势。中医古籍不同程度地记载了常用鲜中药在治疗瘀和气血阴阳不足方面的功效。茅根始载于《神农本草经》："主劳伤虚羸，补中益气，除瘀血，血闭寒热，利小便，其苗主下水。""髓毒劳"的病状为"劳"，这为鲜茅根治疗MDS奠定了基础。《本草纲目》言荷叶可以生发元气，散瘀血。《名医别录》提到小蓟的根主养精保血，《本草纲目》言小蓟可生新血。《神农本草经》中亦描述了干地黄逐血痹、填骨髓的生血功能。关于藕节，《本草再新》言其凉血养血，利水通经；《本草纲目拾遗》言其可生新血。现代药理研究证实地黄多糖具有增强骨髓造血功能、改善贫血的作用。由此，从散瘀和补虚的角度讨论，常用鲜中药与MDS有一定的历史渊源。

三、中药鲜药治疗介入阶段与辨治规律

在临床治疗MDS过程中，多配伍甘寒养阴鲜药，屡获佳效。MDS辨证以阴液亏虚、热毒炽盛者多见，因此临床采用养阴清热、凉血解毒的鲜中药进行治疗，取得了显著疗效。论其治疗特点有三：第一，辨证多属于阴液亏虚，热毒炽盛者，采用养阴清热、凉血解毒的治疗原则；第二，养阴清热、凉血解毒的鲜中药疗效优于干药；第三，用药剂量大，因为此病病情深重，常规药量犹如杯水车薪，难以奏效，只有加大药量才能达到治疗效果。

本病因先天不足，后天饮食失调，脾肾两虚，复感六淫邪毒，导致正虚邪实，正邪分争，贯穿疾病始终。其病机关键是虚与毒，又因久病入络，多虚多瘀，临床上需要仔细辨识。正虚为主证者以扶正为主，邪实为主证者以祛邪为要，若两者兼有之，则以扶正与祛邪相结合。

常见辨证分型有如下几种。

1.阴虚内热证 此型为慢性期常见证型，表现为发热或自感身热，不欲近

衣被，五心烦热，盗汗，口干喜冷饮，或鼻衄、齿衄、肌衄，乏力，小便黄赤，大便干结，舌体瘦小，舌色红绛或红紫，苔白或黄，少津或有裂纹，脉细数。

2.阴血亏虚证 MDS之正虚以阴血亏虚为主，以贫血症状为主要表现，症见面色苍白，唇甲淡白，头晕，心悸，神疲乏力，舌质红，少苔，脉细数或弱。

3.热毒炽盛证 以热毒症状为主，表现为高热不退，口舌生疮，齿衄，咽喉肿痛，肛周脓肿，大便干结，小便黄赤，舌质红，舌苔黄少津，脉洪大。

4.热盛动血证 以出血症状为主，表现为皮下出血，鼻衄、齿衄、便血、尿血，舌质红，苔黄少津，脉细数或芤。或伴有瘀血，表现为出血与皮肤瘀斑互现，舌有瘀斑、瘀点，脉细涩。

四、常用方剂与药物配伍

MDS辨证阴液亏虚，热毒炽盛者，应在甘寒养阴鲜药基础上根据症状的不同，辨证加减。

1.阴虚内热证 症见五心烦热，口干渴，舌质红，少苔，脉细数。治疗养阴清热、凉血解毒，以大剂量养阴清热鲜中药为主，方用六鲜汤。鲜生地250g、鲜白茅根250g、鲜公英500g、鲜小蓟500g、鲜芦根200g、鲜藕节200g。此为成人一日药量，将6种鲜药洗净，加水少许，榨汁，每日分两次口服，每次150ml，注意保鲜。对于身体极度虚弱者，用药剂量减为成人药量的一半，儿童用药剂量酌减。

2.阴血亏虚证 症见面色苍白，唇甲淡白，倦怠乏力，舌质淡少津，脉细数。在服用六鲜汤基础上，佐以滋阴养血，常选用首乌10g、当归10g、熟地10g、龟甲10g、阿胶10g、白芍10g。伴有气阴两虚者，可加西洋参3~5g，水煎服。六鲜汤榨汁，分两次服用。其他药味水煎服，每日2次，分温再服。

3.热毒炽盛证 症见高热，口腔溃疡，肛周脓肿，大便秘结，小便短赤，在服用六鲜汤基础上，配以清热解毒之品，常选用金银花30g、连翘30g、板蓝根30g、大青叶15g。伴有高热者，加生石膏30~60g、知母10g、羚羊角粉1.8g；伴有大便秘结者，前方中加入生大黄10g（后下）、芒硝10g（冲服）。六鲜汤鲜药榨汁分两次服用。其他中药水煎服，日1剂，分两次温服。

4.热盛动血证 症见皮下紫斑，鼻衄，齿衄，可予服用六鲜汤，分两次服用，方法同上。佐以凉血散血之品，常选用丹皮10g、栀子10g、仙鹤草15g、三七3g、赤芍10g，水煎服，每日一剂，分两次温服。

有些患者同时存在脾胃虚寒、阴虚内热之候，症见大便溏泄，可配合参苓白术散加减，党参9g、炒白术10g、茯苓10g、陈皮10g、桔梗6g、焦三仙各10g、枳壳10g、姜半夏10g、炙甘草6g，以健脾益气，化湿止泻。参苓白术散水煎服，每日一剂，分2次温服。亦可服用丸剂。餐前一小时服用，六鲜汤则宜饭后一小时服用。对于伴有便溏、舌苔厚腻者，因其夹有湿邪，可配伍鲜藿香30g、鲜佩兰30g以芳香化湿，可与六鲜汤一并榨汁，每日分两次服用。

另有部分患者，经过治疗后外周血或骨髓原始细胞比例和病态造血改善，但血象仍低下，改善不明显，察其有肾虚表现，如腰膝酸软、尺脉沉等，可配合锁阳10g、巴戟天10g、吴茱萸5g、肉豆蔻10g、五味子10g，水煎服，每日1剂，分温再服。

五、临床应用案例

【案1】孙某，55岁，女，2009年3月6日主因"发现全血细胞下降3天"于北京某三甲医院确诊为MDS，经过调节免疫、刺激骨髓造血等治疗效果不佳，每周输注悬浮红细胞、血小板等对症支持治疗维持血象。于2009年8月来诊。症见牙龈出血，皮肤瘀斑，五心烦热，大便偏干，小便色黄，舌质红，舌底络瘀明显，少苔，脉细数。近5个月来，每周输血一次。中医辨证为阴虚内热，热迫血行，兼有瘀血。治疗以养阴清热，凉血止血，兼以化瘀止血。予以六鲜汤加减治疗，药味如下：鲜生地250g、鲜白茅根250g、鲜公英500g、鲜小蓟500g、鲜藕节200g、丹皮10g、北沙参30g、炒栀子9g、金银花30g、三七粉（冲服）6g、仙鹤草20g、龟甲（先煎）10g。鲜药榨汁分两次服用。其他中药水煎服，每日1剂，分两次温服。加减服用半年，脱离输血依赖，继续服药一年，血常规、骨髓象恢复正常。嘱隔日服药一剂以巩固疗效，并嘱患者练习太极拳、八段锦。追访10年，健康如常人。

按语：本例患者染色体核型分析结果未见，难以评分，但对于所有患者，输血依赖都是临床亟待解决的难题。一方面血制品短缺，另一方面输血会造成铁过载、免疫功能紊乱，进而影响疗效与预后。该患者应用鲜中药治疗，症状和血象明显缓解，生活质量显著提高，并获得长期生存。其取得疗效的关键在于准确辨证与独特用药，同时也得益于合理守方、调方和积极地养生锻炼。

六、临床应用注意事项

骨髓增生异常综合征曾被称为"白血病前期"，其发病机制、疾病特点与白血病类似，病机大致相同，治疗多以养阴清热、凉血解毒为主。属于"异病同治"。如病久出现脾肾阳虚，又当配伍少量温阳药，如巴戟天、锁阳；久病多瘀，还应伍以活血化瘀之品，如仙鹤草、鸡血藤、三七粉。

1.**治疗禁忌**　临床用药忌伤脾胃。脾胃为后天之本，气血生化之源，对于脾胃虚弱的患者，首当健脾和胃，可选用焦三仙各10g、鸡内金10g、炒谷芽10g、苏梗10g、桔梗6g、陈皮10g、枳壳10g。对于脾胃虚寒者，需慎用寒凉之品，脾胃虚寒与阴虚内热同时存在者，可先温中健脾和胃，再图养阴清热，并佐以益气健脾。

2.**服药疗程**　要懂得有方与守方。病尤难治于杂，MDS以病情复杂缠绵为特点，治疗时既需要做到有方有法，更需要懂得守法守方。如果朝寒暮热，忽攻又守，则治无章法，易使前功尽弃。一者病来非一日之故，治疗也不可急于求成，正如俗语道"病来如山倒，病去如抽丝"；二者有形之血难以速生，而今病至骨髓，治疗上需守法守方。一般而言，症状缓解后仍宜巩固治疗2~3年，以减少复发。若临证医者无定见，加之患者求速效而反复更方，则定无长效。

3.**煎服方法**　鲜药榨汁温服。中药的煎服方法与其疗效密切相关，六鲜汤建议榨汁后分两次温服，每次服150ml。一方面注意温度不能过高，否则造成活性成分失效而影响疗效；另一方面，"寒凉伤脾"，中药大多需要温服，且六鲜汤性凉，温度过低容易损伤脾胃，温度控制在36~42℃为宜。同时，还要注意鲜药的保存问题，建议鲜药挑选、清洗后，当日榨汁，第一次服用后放置冰箱冷藏，再次服用时适当加热，或与加热后的汤剂兑服。

4.**治疗时机**　未病先防，既病防变。一方面，MDS形成是一个由量变到质变的过程，其发病机制复杂，往往"因加而发"。平素要讲求摄生。MDS是一种常见老年病，平时注重养生，生活规律，心态豁达，配合太极拳、八段锦、六字诀、气功等方法调养形神，不仅能预防疾病发生，亦能帮助获得最佳疗效。另一方面，尽早治疗可以提高疗效。MDS发病隐匿，病程较长，临床分型较多，中医证型也较多。本节重点介绍病情较重的、需要中医治疗的常见证型。临床亦有脾胃虚寒、不适合鲜中药治疗的患者，或其他证型的患者，一定要辨病与辨证相结合，以辨证论治为根本原则。对于症状较轻的患者，特别建议尽早配合中药调理，以期提高疗效，减少药量，缩短服药疗程，降低转化为白血病的概率，延长生存期。

第三节　再生障碍性贫血

一、概述

1.概念与发病　再生障碍性贫血（AA），简称再障，是一种免疫介导的血液系统疾病，以骨髓正常造血功能受抑及血细胞数量减少为主要特征。AA在欧洲的发病率约为2/100万，而在亚洲则高出2~3倍，在中国约为7.4/100万。其中急性再障的发病率为1.4/100万，慢性再障的发病率为6.0/100万。AA在任何年龄段均可发病，但10~25岁及60岁以上年龄段多发，男女无差异。根据患者起病的缓急、病程的长短及骨髓造血损伤的情况，可分为急性再生障碍性贫血和慢性再生障碍性贫血；根据疾病的严重程度、外周血象、感染及出血情况，可分为重型再生障碍性贫血和非重型再生障碍性贫血。

关于AA的发病机制，目前尚未阐明，传统认为AA发病机制主要包括造血干细胞（种子学说）、造血微环境（土壤学说）及免疫功能（蠕虫学说）异常。造血干细胞减少、凋亡、增加及骨髓粒系、红系等集落生成细胞对造血生长因子的反应性下降等均是AA发生的重要因素。骨髓造血微环境是造血细胞生长发育的内环境，血管生长因子异常、基质细胞受损（骨髓间充质干细胞缺陷、成纤维细胞异常等）引起的造血微环境紊乱诱导AA发生。免疫功能紊乱与AA发生有密切的关系，主要表现在免疫功能激活异常（$CD4^+/CD8^+$值降低、Th1/Th2值升高等）、免疫耐受被打破（调节性T细胞分泌减少、共刺激分子异常表达等）、造血负调控因子作用增强（负调控因子分泌数量增加、负调控因子受体水平升高等）等方面。2007年第46届美国血液学年会明确提出AA是由T淋巴细胞免疫功能异常引起的自身免疫性疾病。T细胞亚群（$CD4^+/CD8^+$、Th1/Th2）及分泌细胞因子（IFN、IL、TNF等）的异常活化、功能亢进造成的骨髓损伤在AA的发病机制中占主要地位。近年来，有研究显示AA发病与端粒酶基因突变、线粒体DNA突变和mRNA表达异常等遗传方面有关。

2.诊断标准

（1）再障诊断标准

血常规检查：全血细胞（包括网织红细胞）减少，淋巴细胞比例增高。至少符合以下三项中两项：①HGB < 100g/L；②PLT < 50×10^9/L；③中性粒细胞绝对值（ANC）< 1.5×10^9/L。

骨髓穿刺：多部位（不同平面）骨髓增生减低或重度减低；小粒空虚，非造血细胞（淋巴细胞、网状细胞、浆细胞、肥大细胞等）比例增高；巨核细胞明显减少或缺如；红系、粒系细胞均明显减少。

骨髓活检（髂骨）：全切片增生减低，造血组织减少，脂肪组织和（或）非造血细胞增多，网硬蛋白不增加，无异常细胞。

除外检查：必须排除阵发性睡眠性血红蛋白尿症相关、霍奇金淋巴瘤、原发免疫性血小板减少症、自身抗体介导的全血细胞减少等先天性和其他获得性、继发性骨髓造血衰竭。

（2）急性再障诊断标准

临床表现：发病急，贫血呈进行性加剧，常伴严重感染和内脏出血。

实验室检查：外周血象除血红蛋白下降较快以外，须具备以下3项中之2项。①网织红细胞绝对值绝对值 < 0.015×10^{12}/L。②白细胞明显减少，中性粒细胞 < 0.5×10^9/L，血小板 < 20×10^9/L。③骨髓象应有多部位增生减低，3系造血细胞明显减少，非造血细胞增多，如增生活跃须有淋巴细胞增多，骨髓小粒非造血细胞及脂肪细胞增多。

（3）慢性再障诊断标准

临床表现：发病缓，贫血，感染，出血较轻。

实验室检查：外周血象中血红蛋白下降速度较慢，网织红细胞、白细胞、中性粒细胞及血小板值常较急性再障高。骨髓象中3系或2系减少，至少一个部位增生减低，如增生活跃红系中常有炭核晚幼红比例增多，巨核细胞明显减少，骨髓小粒脂肪细胞及非造血细胞增多。

3.现代治疗方法

（1）免疫抑制剂：急性或重型AA的治疗以免疫抑制剂为主。目前，临床常用的药物主要有抗胸腺细胞球蛋白、抗淋巴细胞球蛋白、环孢素和肾上腺皮质激素等，有效率为50%~70%。其主要通过抑制T淋巴细胞功能，干扰细胞免疫或抑制淋巴因子的释放等机制产生治疗作用。

（2）雄激素：慢性或非重型AA的药物治疗首选雄激素。以口服制剂的应用为主，主要包括十一酸睾酮、司坦唑醇等，有效率一般在50%~60%。雄激素的作用机制为通过刺激肾脏产生促红细胞生成素（EPO），促进三系中红系的造血，或直接刺激骨髓干、祖细胞增殖分化而增强造血细胞对EPO的反应性。

（3）造血因子：造血因子对某些非重型再障的治疗有一定疗效。临床常用的造血因子有促红细胞生成素（EPO）、粒细胞集落刺激因子（G-CSF）、白介素-11和粒-巨噬细胞集落刺激因子。主要通过促进造血干、祖细胞分化，直接或间接促进粒细胞、巨噬细胞、骨髓红系发育，刺激红细胞生成而产生治疗作用。

（4）支持治疗

粒细胞输注：粒细胞缺乏伴不能控制的细菌和真菌感染，广谱抗生素及抗真菌治疗无效可以应用粒细胞输注治疗。粒细胞寿命仅6~8h，建议连续输注3天以上。治疗过程中预防及密切注意粒细胞输注相关不良反应，如输血相关性急性肺损伤、同种异体免疫反应及发热反应。

祛铁治疗：长期输血的AA患者血清铁蛋白水平增高，即"铁过载"。针对铁过载的治疗应个体化，但血清铁蛋白超过1000μg/L时应给予祛铁治疗。目前的祛铁治疗主要为祛铁胺及地拉罗司，但祛铁胺的治疗需长期用药，很多患者因依从性差而中断，故疗效不佳。地拉罗司为口服祛铁制剂，国内的一项单臂、多中心、前瞻性临床研究显示，地拉罗司治疗伴有铁过载的AA患者可获得较好祛铁效果，并可改善骨髓造血，药物耐受性良好，无临床不可控的严重不良事件，但与环孢素A同时服用时需注意肾功能。对于IST或造血干细胞移植治疗后缓解的患者，可采用静脉放血疗法来减轻铁过载。

（5）其他：临床中免疫球蛋白用于AA的治疗。大剂量免疫球蛋白能清除抑制干细胞生长及侵袭骨髓的病毒，杀伤抑制干细胞生长的淋巴细胞或结合γ-干扰素等淋巴因子去除其干细胞生长抑制作用。

（6）存在问题

雄激素是治疗AA的首选药物，但临床疗效有限，往往需要加用免疫抑制治疗。常用的免疫抑制剂主要有环孢素（CsA）、抗胸腺球蛋白（ATG）、抗淋巴细胞球蛋白（ALG）等。免疫抑制治疗缓解率高达60%~80%，但有30%左右的患者复发，10%~20%的患者可进展为骨髓增生异常综合征、阵发性睡眠性血红蛋白尿症或急性髓系白血病。CsA属于钙神经蛋白抑制剂，选择性抑制T细胞介导的自身免疫反应，减轻人体免疫增强对造血干细胞的负调控作用，使骨髓细胞能够正常造血。常用剂量为3~5mg/kg·d，长期应用需监测CsA的血药浓度，维持成年患者血药浓度在100~200μg/L。临床应用时需要注意CsA的不良反应，需定期复查血压及肝肾功能。ATG/ALG是一种获得性的免疫球蛋白复合物，是治疗慢性重型再障的主要药物，其通过补体依赖的细胞毒作用清除AA患者体内的T淋巴细胞，改善患者体内的免疫紊乱，恢复正常造血功能。常用剂量为猪源ATG/ALG 20~30mg/kg·d，兔源ATG/ALG 3~4mg/kg·d，连用5天，治疗中配合足量肾上腺糖皮质激素静脉滴注15天，以防止血清病反应和过敏反应。造血干细胞移植是唯一可彻底治愈AA的方法，人类白细胞抗原相合同胞供者的HSCT治疗缓解为75%~90%，但是只有不足30%的患者能够找到HLA相合的同胞供者。对年龄≤35岁且HLA相合同胞供者的SAA患者，如无活动性出血和感染，首选MSDHSCT，对于CsA和ATG/ALT治疗无效的年轻重型AA患者可选MUDHSCT治疗。近年来，由于造血干细胞移植、免疫抑制剂治疗及支持治疗等治疗方案的规范和不断优化，AA的生存率、生存期及生存质量逐步改善，尽管如此，但西医学的诸多治疗方案易出现肝肾功能损害、性激素紊乱、消化道反应等不良反应，而且后期药物撤减困难。

二、中药鲜药治疗本病的渊源

1.中医对本病的认识和治疗　中医古籍中虽无"再生障碍性贫血"的称谓，根据再障全血细胞减少和贫血、出血感染的特征及临床表现，可将其归类为"虚劳""髓枯""髓劳""血虚""血证"等范畴。历代医家对虚劳病早就有相当的认识，最早见于《黄帝内经》，《素问·腹中论》记载："四肢清，目眩，时时前后血……病名血枯。"东汉张仲景所著《金匮要略》总结了血液病在内的诸多内科疾病的治法、方药，为中医血液病学的形成与发展奠定了基础。其提出"劳之为病，其脉浮大，手足烦，春夏剧，秋冬差，阴寒精自出，酸削不能行"。虚劳病机是心火旺盛，先伤及肾，后及各脏，先是伤阴，后伤及气，导致各脏腑阴阳气血失调。明确提出虚劳病的治疗，要阴阳并补，气血并调。一是先后有序，从心开始，由心及肾，由肾到肝，由肝及脾，由脾及肺；二是阴阳并调，寒温并用，如肾气丸中桂附补阳，配地黄、山茱萸补阴，还有桂枝汤中的桂枝配芍药；三是要结合各脏腑的特点来治疗，如肾阴阳易虚，治肾应阴阳并补，而脾多阳气虚，故补脾多用甘温等，总之治疗因脏腑不同而各有特点。

宋代《圣济总录》对"急劳"的概括最具有代表性，金元诸家之论多与之相承。急性再生障碍性贫血发病急，病情重，进展迅速，是临床上严重威胁患者生命的骨髓衰竭性疾病。在中医诊疗指南中，称为"急性髓劳病""急劳"等。《圣济总录》中认为急劳、热劳的病机为先天不足、心肺内热。急劳治以清热兼滋阴，以治标为要，热劳治以清热补虚，标本兼治。其具体方药中，鲜药已初见雏形，方中"治急劳四肢烦疼，手足心热，憎寒，饮食不得，口干心躁，退热汤方"。方中用药为柴胡、青蒿、知母、甘草、麦冬、龙胆，以清热养阴为主。"治急劳烦躁壮热，四肢无力酸痛，青蒿饮方"，具体组成为青蒿、地骨皮、嫩柳枝、栀子仁、嫩桃枝、甘草，以滋阴清热通络为主，其中选鲜药，如青蒿、嫩柳枝、嫩桃枝，以清热滋阴力胜。"治急劳烦躁羸瘦，面色萎黄，头痛眼涩，多困少力，金花丸方"，方中包括黄芩、黄连、大黄。此时以热毒为主，急则治其标，方用黄芩、黄连和大黄组成的金花丸以清实火。"治急劳心肺积热，鼻口焦干，饮食无味，神昏欲睡，心胸胀满，两目多涩，四肢无力，足胫酸疼，腰脚拘急，青蒿煎丸方"，其药物组成有青蒿、薄荷、鳖甲、生地黄、柴胡、甘草、地骨皮、童子小便、麝香、桃仁，以滋阴清热活血为治。总之，在急劳起病阶段主要针对热邪炽盛而设方药，少用温补。

金元时期，医家对于虚劳诸疾多重视脾胃。《脾胃论》指出虚劳病因气血亏虚或过食生冷而致虚劳发热，其病位在脾胃，用甘药健运脾胃，风药辛散透达以除湿，取"甘温除热"之意。《儒门事亲》中指出诸劳饮食应当适当，避免过度，在祛邪的同时注重顾护胃气。《丹溪心法》在治疗虚劳过程中注重滋阴清热，与宋相承，同时兼顾脾胃。明代医家对于虚劳病机的讨论侧重于脏腑虚损方面，善用温补，逐渐形成了温补一派。《普济方》中对急劳和热劳的病因病机和症状描述宗于《圣济总录》，在治法上也相类。《秘传证治要诀及类方》对五劳的治疗采用温养滋补平和之剂，以补益心肾为要。《医贯》中对于血证的阐发更加丰富了以补肾为核心的治法。《普济方》对虚劳证治的描述具有代表性。其中包括急劳和热劳。《普济方》卷二百三十《虚劳门》："夫急劳之病，其证与热劳相似……盖气血俱盛，积热内干心肺，脏腑壅滞，热毒不除而致之。其候恒多燥热，颊赤头痛，烦渴口干，饮食无味，心神惊悸，睡卧不安，骨节酸痛，夜多盗汗，面色萎黄，形体羸瘦，毒热之气，传于脏腑，即难拯疗，故名急劳也。"该段承袭《圣济总录》之论，对急劳的病因病机认识相类。"即难拯疗"，也提示急劳病证发生发展迅速，若不及时治疗则可快速传于脏腑，变为危重病证。

清代医家对再障相关血证、虚劳等证候拓展了外感、热入血分的证治方法，开辟了新的治疗思路。《医门法律》发展了《金匮要略》对虚劳血痹的认识，紧扣精血所伤这个根本病机，并指出发热为内伤所致，侧重补虚，治以补益气血之法。《血证论》中治血以止血、消瘀、宁血、补虚为总纲，为再障相关证候的全局治疗提供策略。同时对于久病经络不通所致"干血痨"提出治以祛瘀生新、缓中补虚。《临证指南医案》中治疗虚劳以补肾养精为主，益气建中为辅，用药不离六味四君。叶天士运用的方剂以六味地黄汤为多，次有四君子汤、大小建中汤加减，还有大补阴丸、三才封髓丹、二至丸、杞菊地黄丸、归脾汤等，其中补肾的方剂过半。从方药运用上可以看出，叶天士治疗虚劳的基本药物为一龟（龟甲）、二冬（天冬、麦冬）、三物（生地黄、当归、白芍）、四君（党参或人参、茯苓、白术、甘草）、五子（五味子、枸杞子、沙苑子、菟丝子、女贞子）、六味（熟地黄、山药、山茱萸、牡丹皮、茯苓、泽泻）等。叶氏用药平和、稳健、精当。一忌刚燥。二忌腻滞。三重视后天之本。虚劳病损精伤阳，甚则有衰竭之危，脾属土，为升降之枢，生化之源，因而叶氏用药处处顾护脾胃。四善用食补，对于慢性病、老年病、疑难病的治疗与康复有积极作用。五常用五胶、三髓、六炭之品。叶氏遵"精不足者补之以味"的治疗原则，常用五胶三髓等血肉有情之物补养肾精。

2.鲜药的应用 最早应用鲜药的记载来自《五十二病方》，书中利用山药汁治疗牝痔。《神农本草经》记载："地黄生者尤良，此生者实为鲜品。"《临证指南医案》中大量应用鲜药，其选用的鲜药性味多以甘、寒为主，主入肺、胃经，如吐血用鲜荷叶汁，疟证常用生姜、姜汁，亦经常选用鲜药联用，以姜汁、竹沥、甜梨汁、甘蔗汁较多。在治疗温病中占有重要地位，鲜药的使用与叶天士重视脾胃、倡养胃阴的观点相符，其提倡以清养悦胃、甘凉濡润、酸甘济阴、甘缓宜胃，选用鲜药是其理法方药一线贯穿的体现。此外，鲜药有别于干品药材，从传统中医药理论来看，在性味上寒凉性药鲜品较干品偏凉偏润，辛香气药鲜品较干品味厚力峻。而现代药理学也证明了鲜藿香、鲜佩兰、鲜薄荷等芳香药物中的挥发油成分比干品要多，抗炎活性更强。

再障是以出血、血虚及合并发热等为主要表现的劳病类疾患。主要的病因病机为先后天不足，精血生化乏源，或因有毒药物及理化因素伤正，邪毒瘀阻，新血不生。临床表现常见面色、眼睑、口唇、指甲苍白，头晕，心悸，耳鸣，腰膝酸软等气血亏虚贫血见症；或皮肤紫暗、瘀点瘀斑、齿衄、鼻衄、月经过多甚至便血等气不摄血，热迫血行致血不循经等出血见症；或感染邪毒后出现不同程度的发热、相关症状等合并感染见症。慢性再障的表现以贫血为主，急性再障病势急，则以出血、发热多见。

用鲜药治疗急性再障具有代表性的方剂是《圣济总录》的青蒿饮，用来治疗"急劳烦躁壮热，四肢无力酸痛"，"青蒿（三两），地骨皮（一两），嫩柳枝（一两半），嫩桃枝（二两），栀子仁、甘草（炙，剉，各半两）"，本方属于滋阴清热通络之法。再障，尤其急性期，病邪传变迅速，或可直中脏腑，危及性命，若古板地应用干品中药，力量很难达到，鲜药的作用显得尤为重要。

三、中药鲜药治疗介入阶段与辨治规律

1.热毒壅盛证　常见于再障起病初期，热入营血，热毒直入，灼伤血络，迫血妄行。临床表现：起病急，面色苍白，壮热不退或低热持续，皮肤可见瘀点瘀斑或瘀紫，鼻衄，齿衄，烦躁口渴，小便短赤，大便秘结，舌质红苔黄，脉洪大数。

2.阴虚火旺证　常见于再障中期，热毒入里，耗精伤阴，迫血妄行。临床表现：头晕乏力，面色潮红，五心烦热，少寐多梦，腰膝酸软，潮热盗汗，口渴喜饮，皮肤有瘀点瘀斑，出血色鲜，舌质嫩紫或嫩红，苔薄少津或少苔，脉细数。

3.肾阴亏虚证　常见于慢性再障或急性再障后期转阴虚者。临床表现：潮热盗汗，手足心热，面色潮红，少寐多梦，腰酸腿软，心悸易惊，出血色鲜，舌嫩红，苔薄少津或少苔，脉细数。

4.肾阳亏虚证　常见于慢性再障或急性再障后期转阳虚者。临床表现：面色㿠白，形寒肢冷，唇甲色淡，气短懒言，腰酸腿软，食少便溏，出血色淡，舌胖大，边有齿痕，苔白，脉沉细。

5.肾阴阳两虚证　常见于慢性再障或急性再障后期转阴阳两虚者。临床表现：面色苍白，自汗盗汗，食少纳呆，腰膝酸软，遗精滑泄，舌淡苔薄白或无苔，脉沉细无力或沉细数。

四、常用方剂与药物配伍

鲜药有别于干品药材，从传统中医药理论来看，在性味上寒凉性药鲜品较干品偏凉偏润，辛香气药鲜品较干品味厚力峻，甘凉鲜药较干药清热养阴生津之力更胜，且清轻灵巧，归经以胃、肺经居多，鲜药多清轻之品，上者上之，尤为适宜，这与再障发生的病因病机及发病过程相符。常选用的中药包括鲜地黄、鲜白茅根、鲜芦根、鲜蒲公英、鲜小蓟、鲜藕节、鲜菊花、鲜荷叶、鲜石斛、鲜鱼腥草、鲜车前草、鲜马齿苋、鲜山药、鲜益母草、生姜等。常用方剂有犀角地黄汤、清营汤、小蓟饮子、四鲜汤、四生丸。

1.常用方药

犀角地黄汤：中医经典清热方剂，功效清热解毒、凉血散瘀，治疗热入血分证。各证型再障患者清热用药均体现此配伍特点，尤以脾肾阴虚证患者常用。犀角地黄汤原方还包括犀角（水牛角代），该药"寒而不遏"，可清热毒。生地黄可选用鲜地黄，性效与生地黄相似，但寒凉之性更甚，清热凉血及生津止渴之力较强，补益养阴作用稍弱，宜于大热烦渴及血热炽盛而致之吐衄、崩中、发斑等症，用量20~60g，亦可捣汁服。研究表明，犀角地黄汤具有调节免疫、抗血小板减少、保肝等作用。犀角地黄汤对免疫性血小板减少有治疗作用。

四生丸：生荷叶15g、生艾叶10g、生柏叶12g、生地黄15g，水煎至150ml，去滓温服，生荷叶可换用鲜荷叶50g，生地黄可换用鲜地黄100g，合煎至150ml，治疗高热急证和血热妄行，吐血衄血。

四鲜汤：鲜公英500g、鲜小蓟500g、鲜茅根250g、鲜生地250g，可直接榨汁成400ml鲜汁，每次温服200ml，早晚各一次或每日一次。

六鲜汤：由6种鲜药组成：鲜生地250g、鲜小蓟250g、鲜蒲公英250g、鲜茅根250g、鲜藕节250g、鲜芦根250g，可直接榨成400ml鲜汁，温服。

2.药物配伍规律

（1）热毒壅盛证：六鲜汤合清瘟败毒饮加减。

处方：六鲜汤，加水牛角片30g（先煎）、生地20g、丹皮15g、白芍15g、生石膏30g（先煎）、知母10g、黄芩15g、板蓝根15g、玄参15g、甘草6g、金银花15g、连翘15g、羚羊角粉0.6g（冲服）。高热、便秘者可加大黄9~12g，枳实12~15g；如果出血明显，根据不同的出血部位酌情加仙鹤草15g，紫珠草30g，白及15g，生地榆10g，侧柏叶10g。六鲜汤可直接榨成400ml鲜汁，每次温服200ml，早晚各1次；煎煮药物直接水煎去滓200ml，每次温服100ml，早晚各1次，均饭后服用。

（2）阴虚火旺证：四鲜汤合知柏地黄丸加减。

处方：四鲜汤加生地20g、丹皮15g、白芍15g、知母10g、黄柏9g、熟地黄15g、山萸肉15g、山药20g、泽泻18g、鳖甲15g、仙鹤草30g。如果出血明显，根据不同出血部位酌情加紫珠草30g、白及15g、生地榆10g、侧柏叶10g、花蕊石10g等。四鲜汤可直接榨成400ml鲜汁，每次温服200ml，早晚各1次。煎煮药物直接水煎去滓200ml，每次温服100ml，早晚各1次，均饭后服用。

（3）肾阴亏虚证：四鲜汤合左归丸加减。

处方：四鲜汤加熟地15g、山萸肉15g、山药15g、制首乌15g、黄精15g、女贞子15g、旱莲草15g、菟丝子15g、补骨脂15g、茯苓15g、当归15g、鸡血藤15g、仙鹤草30g、茜草15g、炙鳖甲15g、生黄芪24g、枸杞子18g、阿胶15g（烊化）。四鲜汤可直接榨成400ml鲜汁，每次温服200ml，早晚各1次，宜饭后服用。煎煮药物直接水煎去滓200ml，每次温服100ml，早晚各1次，可空腹服用。

（4）肾阳亏虚证：四鲜汤合右归丸加减。

处方：四鲜汤加熟地15g、山萸肉15g、山药15g、制首乌15g、茯苓5g、黄精15g、菟丝子15g、补骨脂15g、仙茅15g、淫羊藿15g、当归15g、鸡血藤15g、仙鹤草30g、茜草15g、肉桂6g、生黄芪24g、人参20g、鹿角胶10g（烊化）。若食少便溏明显，加参苓白术丸；若气短乏力明显，加补中益气丸。四鲜汤可直接榨成400ml鲜汁，每次温服200ml，早晚各1次，宜饭后服用。煎煮药物直接水煎去滓200ml，每次温服100ml，早晚各1次，可空腹服用。

（5）肾阴阳两虚证：四鲜汤合左归丸、右归丸加减。

处方：四鲜汤加熟地黄15g、山萸肉15g、制首乌18g、女贞子15g、旱莲草15g、补骨脂15g、鹿角胶15g、肉苁蓉9g、淫羊藿15g、山药15g、茯苓15g、仙鹤草30g、茜草15g、当归15g、鸡血藤15g、黄芪30g、砂仁6g。四鲜汤可直接榨成400ml鲜汁，每次温服200ml，早晚各1次，宜饭后服用。煎煮药物直接水煎去滓200ml，每次温服100ml，早晚各1次，可空腹服用。

五、临床应用案例

【案1】李某，女，64岁，2014年7月初诊。患者主因"皮肤瘀紫反复发作1年半"来门诊就诊。患者于2014年6月初无明显诱因出现牙龈出血不止，于口腔科就诊，口服消炎药等药后出血停止，之后双下肢出现散在紫红色斑丘疹，且痒，患者未予重视。此后全身出现散在片状瘀紫，口唇周围亦开始出现片状青紫，伴面色苍白、乏力，家属遂带患者至当地医院检查，经骨髓穿刺检查后，被确诊再生障碍性贫血，查血常规提示血小板极低，为$3 \times 10^9/L$，当地医院建议住院治疗，予每日输注1单位血小板及1单位悬浮红细胞，并予免疫疗法，经反复住院治疗1年后，病情未见明显改善。患者皮肤散在瘀斑，周身乏力，尿中带血，住院期间多次感染，发热，喘憋。刻下症见皮肤片状瘀紫，时喘息，面色苍白，周身乏力，五心烦热，纳差，少寐多梦，尿血，尿色茶色，大便调。舌质红，少苔，脉弦细。

结合症状及舌脉，予六鲜汤治疗，具体方药：鲜生地100g，鲜小蓟100g，鲜蒲公英100g，鲜茅根100g，鲜藕节100g，鲜芦根100g，榨成汁，日200ml。并予生地30g、丹皮15g、白芍15g、知母10g、黄柏10g、熟地黄15g、酒萸肉20g、山药20g、泽泻20g、鳖甲15g、侧柏叶10g、仙鹤草30g、焦山楂10g、三七粉1.5g（冲服），水煎服，日1剂，早晚温服。患者服药当晚，心衰状况有所改善，之后坚持服用六鲜汤及煎煮汤药，煎煮药物2周随证调整。

随后多次电话复诊，患者输血周期延长，从开始的一周两次，逐渐减少至一周一次，一月一次。患者周身乏力症状逐渐改善，五心烦热减轻，皮肤瘀斑状况逐渐减轻，在服药4周后，血小板指标逐渐上升，继续服药2个月后，患者不再依赖频繁输血，决定出院后坚持门诊服药调理。至今患者精神状况良好，未再输血治疗，日常生活完全可以自理。之后调整六鲜汤为每日1瓶，生脉饮每日1支，三七粉每日2g（冲服）。2020年7月15日于当地医院查血常规，提示白细胞$3.37 \times 10^9/L$，红细胞$3.73 \times 10^{12}/L$，血红蛋白129g/L，血小板$63 \times 10^9/L$。继续隔日口服六鲜汤200ml，并予三七粉2g（冲服），生脉饮1支，以巩固治疗。

按语： 本例老年患者急性发病，西医诊断为急性再生障碍性贫血，结合主要症状，中医归属血证。结合舌脉、症状，辨证为阴血亏虚，热毒炽盛型，故采用养阴清热，凉血解毒的六鲜汤。六鲜汤为孙一民教授首创，由鲜生地、鲜小蓟、鲜蒲公英、鲜茅根、鲜藕节、鲜芦根6种鲜药组成。其特点：①均为鲜药。②6种鲜药可起到养阴清热，凉血解毒之功效。鲜地黄性效与生地相似，但寒凉之性更甚，清热凉血及生津止渴之力更强，补益养阴作用较弱，针对大热烦渴及血热炽盛所致之出血、发斑等效更佳。鲜蒲公英苦、甘寒，入阳明、太阴经，清热解毒力较强，《滇南本草》描述其"敷诸疮肿毒，疗癫癣疮；祛风，消诸疮毒，散瘰疬结核；止小便血，治五淋癃闭，利膀胱"。鲜茅根甘寒，入肺、胃、膀胱经，《太平圣惠方》中单用本品煎服，治小便出血，若血尿时发，属虚而有热者，又当补虚止血兼顾。鲜藕节味甘涩而性平，能收敛而止血溢，消瘀而生新血，止中有行，涩中有散，故止血而无留瘀之弊，鲜小蓟、鲜茅根、鲜藕节入血分，偏重凉血止血，鲜芦根入气分，可清热止渴，泻火解毒。诸鲜药合用，气血双入，热毒发斑即止，效如桴鼓。③六味药用药剂量均很大，超出常规用药剂量的10倍，尤其是鲜蒲公英，更是起了极大作用。本病病情较重较急，用常规药量往往是病重药轻，犹如杯水车薪，难以奏效，只有加大药量才能取得治疗效果，这也是孙一民教授通过长期临床摸索出来的合适剂量。

【案2】赵某，女，17岁。2019年10月于北京某三甲医院诊断为再生障碍性贫血，家长曾带其到多地求医，积极治疗。西药用过环孢素、他克莫司、司坦唑醇。中成药用过再造生血片，效果不明显。血象逐渐下降，饮食减少，经常腹泻。身高1.6m，体重38kg。2020年5月18日查血常规：WBC 3.12×10^9/L，RBC 2.21×10^{12}/L，HGB 80.0g/L，PLT 31×10^9/L，N 24%，L 62.2%，M 12.2%，E 1.3%，B 0.3%。2020年5月23日以"疲乏无力半年余"为主诉来门诊就诊。刻下症见疲乏无力，精神不振，上课注意力不集中，面色萎黄，语声低微，口干、心烦，纳呆，少寐多梦，易醒，小便调，大便溏泄，每日二三行。舌质红，中有裂纹，少苔，舌下络脉瘀紫，脉细数。

辨证：脾气虚弱，阴虚内热。

治法：益气健脾，滋阴清热。

处方：归脾汤加减，配合鲜中药汁（六鲜汤）。

方药：山药30g、炒白术15g、生鸡内金6g、生黄芪15g、当归10g、太子参30g、熟地15g、制首乌15g、杭白芍10g、巴戟肉10g、陈皮15g、苏梗6g、桔梗6g、茯苓10g、焦三仙各10g、生甘草10g。

20剂，每日一剂，水煎服，早晚各服一次。隔半小时后服用六鲜汤100ml（温服）。

西药：司坦唑醇4mg，早晚各服一次。

复诊：患者服药过程中，血常规升升降降，多次反复。服药5个月，2020年10月16日查血常规：WBC 3.25×10⁹/L、RBC 2.81×10¹²/L、HGB 98.0g/L、PLT 126×10⁹/L、N 34.3%、L 55.9%、M 9.2%、E 0.6%、MPV 9.40fl。2021年2月5日查血常规：WBC 4.27×10⁹/L、RBC 3.98×10¹²/L、HGB 131.0g/L、PLT 109×10⁹/L、N 49.7%、L 37.6%、M 9.6%、E 2.8%、B 0.3%、MPV 8.60fl。经过8个多月的治疗，血常规基本正常，症状改善，面色红润，饮食、睡眠、二便基本正常，上课听讲注意力比较集中。服药有效，效不更方，继予前方巩固疗效，西药司坦唑醇减量服，早、中、晚各服2mg。

按语： 该例患者脾胃虚弱，气血生化乏源，长期服用温性生血药物会加重阴虚内热的程度，内热又会耗气血，伤阴液，最终导致脾气虚弱，阴虚内热。结合主要表现，归属中医虚劳范畴，辨证为脾气虚弱，阴虚内热证。患者疲乏无力，精神不振，面色萎黄，语声低微，纳呆，大便溏泄，为一派脾虚证候。血虚津伤致津不上乘，则口干；阴虚内热，扰及心神则心烦，多梦易醒。舌质红，中有裂纹，少苔，舌下络脉瘀紫，脉细数均为阴虚内热之征象。病位在脾，病性虚实夹杂，方药以归脾汤加减。太子参、生黄芪、山药、炒白术、茯苓、生甘草益气健脾；陈皮、苏梗、桔梗调理脾胃气机；焦三仙消导助纳，脾运得健，胃纳得化，气血自有生化之源。《医学衷中参西录》中提到鸡内金"凡虚劳之证，其经络多瘀滞，加鸡内金于滋补药中，以化其经络之瘀滞而病始可愈"，达到祛除瘀滞而生新血的目的。再配合六鲜汤熬制的鲜药汁以滋阴养血，养阴清热，补中兼清，补而不滞，功效倍增，使血象稳步上升。

六、临床应用注意事项

1.鲜药应用贯穿始终 鲜药治疗应贯穿再障治疗的始终，临床常用鲜药多为清热类中药，又分清热泻火、清热解毒、清热凉血、清热止血等，在急性期的治疗上强调清热类中药的应用，其发热、出血阶段应用最佳，及时大量应用鲜药常有出其不意的效果，治血当先治火，火清而血止。而止血药则根据药性不同又有凉血、收敛、化瘀、温经止血的功效，配伍清热药和补虚药使用可达到标本兼治的目的。

2.注重调补脾胃 再障患者多阴阳气血不足，尤以肾虚为主，若脾胃失司，则良药亦难纳化起效，且久病多伤及脾胃，因此，调补脾胃是养血生精充髓的基础，是药物起效的关键、治疗本病的重点。而且一般鲜药多为寒凉药物，临床应用鲜药时需顾护脾胃，脾气健运则可运化生血，临床用药可酌加健脾和胃之品，若临床伴见脾虚症状，如腹胀、腹泻、纳少，加茯苓、炒白术健脾化湿，或加砂仁、鸡内金、焦三仙等助脾运化，即便脾虚症状不甚明显者亦当稍加之。久病损伤胃气者加陈皮、佛手、薏苡仁、苏梗、鸡内金等健脾和胃之品。

3.阳虚易治，阴虚难调 "阴在内，阳之守也；阳在外，阴之使也"，肾阴是人体阴液的根本，肾阴不足，精血亏虚，难以化生血液，日久缠绵不愈。"阴虚生内热"，虚火灼伤脉络，血不循经，溢出脉外则出血，若用温补之品反有动血耗血之弊，使出血加重。因此肾阴虚型的患者往往治疗较难、较慢。而肾阳虚所致的慢性再障患者多为虚寒内生，难以化生血液，在使用温补肾阳的药物后患者的症状、血象、骨髓象好转较快且明显。临床滋补肾阴常选熟地黄、枸杞子、酒萸肉等；补肾阳常选淫羊藿、巴戟天等，若肾精亏虚、贫血症状明显，多加用血肉有情之品，如鹿角胶、阿胶、鳖甲、龟甲胶、龟甲等。

4.注重调护，巩固、维持治疗 要保持室内空气流通、阳光充足，定期消毒，有条件患者可住单人间。同时注意精神调摄，鼓励患者提高战胜疾病的信心，避免受到情绪刺激，消除紧张、恐惧、忧虑等不良情绪，这样才会对治疗起到积极作用。注意饮食有节，宜进食清淡、易于消化、富有营养的食物，如新鲜蔬菜、水果、瘦肉、蛋类等。营养均衡，切忌食用辛辣香燥、油腻炙煿之品，戒烟酒。禁用磺胺类、解热镇痛类、抗组胺药等对造血组织有影响的药物。坚持八段锦、太极拳、六字诀锻炼，提高疗效。患者经治疗好转或痊愈出院后，也应巩固治疗和维持治疗。这也是在临床中常常被忽视的问题，以致病情复发或加重。如果病情复发，再次治疗效果及周期定不如首次治疗，而巩固治疗可提高疗效，延长患者生存期。

5.药量与服药疗程 在再障急性期时，出现发热和出血症状，病势急迫，需应用大量鲜药，将鲜药捣汁或榨汁送服，每次200ml鲜汁，可每日1次甚至3次顿服，急则可直接常温服用鲜药，其他中成药可暂缓。疗程需根据病情变化而定，急性期做到中病即止，慢性期则减少鲜药用量，每次服约100ml鲜汁，每日或隔日一服，并辅佐补虚类药物，如补中益气丸、知柏地黄丸等，调节脏腑阴阳。急性期服药3天可改善，慢性期服药8~12周可见效。病情完全缓解后仍需继续巩固治疗1~5年，以减少复发。再障是一个病程长、难治且易于复发的严重疾病，需要长时间的治疗才能取得满意的疗效。

第四节 原发免疫性血小板减少症

一、概述

1.概念与发病 原发免疫性血小板减少症曾称特发性血小板减少性紫癜（ITP），是一种以血小板减少为特征的获得性自身免疫性出血性疾病。以广泛皮肤和黏膜瘀点、瘀斑、出血，内脏出血，血小板减少，骨髓巨核细胞发育成熟障碍等为主要特征。65岁以上老年人发病率有升高趋势。儿童发病多为急性，成人以慢性多见。男女发病率相似，育龄期女性发病率高于同年龄段男性。

该病的发病原因不明确，可能与以下因素相关。一是细菌或病毒感染，急性患者多在发病前2周有上呼吸道感染史，儿童多见；慢性患者每于感染时病情加重。二是免疫因素，很多患者血浆或血小板表面可检测到血小板膜糖蛋白抗体，抗血小板自身抗体导致单核–巨噬细胞系统破坏血小板过多，从而造成血小板减少。三是与脾的功能相关，脾在自身抗体产生和血小板破坏过程中均发挥着重要作用。

2.诊断标准 2016年版《成人原发免疫性血小板减少症诊治的中国专家共识》诊断标准：①至少2次血常规检查示血小板计数减少，血细胞形态无异常；②脾脏一般不增大；③骨髓检查巨核细胞数增多或正常，有成熟障碍；④排除其他继发性血小板减少症，如自身免疫性疾病、甲状腺疾病、淋巴系统增殖性疾病、骨髓增生异常（再生障碍性贫血和骨髓增生异常综合征）、恶性血液病、慢性肝病、脾功能亢进、常见变异性免疫缺陷及感染等所致的继发性血小板减少、血小板消耗性减少、药物诱导的血小板减少、同种免疫性血小板减少、妊娠血小板减少、假性血小板减少及先天性血小板减少等。

3.现代治疗方法 原发免疫性血小板减少症治疗应个体化。一般说来，血小板计数大于30×10^9/L，无出血倾向且不从事增加出血危险工作的成人，发生出血的风险比较小，可予观察并定期检查。血小板计数（20~30）$\times 10^9$/L，则要视患者临床表现、出血程度及风险而定。血小板小于20×10^9/L者通常应予治疗。出血倾向严重的患者应卧床休息，避免外伤，避免服用影响血小板功能的药物。

本病治疗目的是控制出血症状，减少血小板的破坏，使血小板计数升高到安全水平，降低病死率，但不强调将血小板计数提高至正常水平，以确保患者不因出血发生危险，又不因过度治疗而引起严重的不良反应。一线治疗药物为肾上腺糖皮质激素，常用的是泼尼松口服，病情严重者用地塞米松或甲泼尼龙静脉滴注，好转后改为口服。重度患者可使用大剂量丙种球蛋白静脉滴注。二线治疗药物包括促血小板生成药物，如rhTPO和艾曲泊帕。合并出血时可以输注血小板。

4. 存在问题　目前西医学治疗血小板减少性紫癜复发率仍不低，且无法进行病因治疗，存在治疗费用高、手术风险高、药物副作用大等问题。因此，对因治疗，降低复发率，降低治疗费用和减少治疗产生的毒副作用成为亟待解决的问题。

二、中药鲜药治疗本病的渊源

中医早在《黄帝内经》中就有了对出血证的论述，张仲景的《金匮要略》提出了治疗吐血、便血的方剂。《医学正传·血证》中将各种出血病证概括为"血证"，血液溢出于肌肤之间，以青紫斑点或斑块为特点。《医宗金鉴·失血总括》记载"皮肤出血曰肌衄"。根据本病皮肤黏膜出血等特征，历代有"血证""肌衄""紫斑""葡萄疫"等病名，在《中医临床诊疗术语》病名定义中，本病属于"紫癜"范畴。

紫癜表现为皮肤黏膜出血，其病因病机常与热邪密切相关，《素问玄机原病式》认为失血主要为热盛所致；《济生方》亦云："夫血之妄行也，未有不因热之所发"。临床观察血小板减少性紫癜的患者常出现低热、皮下大面积散在瘀斑、牙龈出血、口唇发紫，舌边可见紫色血疱，脉数。中医判断是邪热灼伤脉络，迫血妄行的表现。治疗应凉血止血、清热解毒、养阴益气。

鲜中药是传统中医药实践的起点，临床应用贯穿中医药学起源与发展的整个过程，具有独特的疗效。

在临床实践中，对于阴虚内热、热迫血行型紫癜，应用甘寒养阴清热的鲜中药治疗取得了良好的疗效。比如鲜蒲公英、鲜小蓟、鲜茅根、鲜生地、鲜藕节、鲜芦根，其养阴清热作用远优于干药，通过养阴清热，调整人体内阴阳平衡，使"阴平阳秘"，从而调节免疫，恢复造血系统生理功能，达到治愈疾病的目的。鲜中药治疗紫癜，能改善患者症状，改善血小板功能，对于难治性紫癜也具有较好疗效，同时治愈后复发率低，治疗费用较低，且无激素引起的副作用。

三、中药鲜药治疗介入阶段与辨治规律

鲜药治疗本病应该贯穿治疗全过程。从日常养生保健，未病先防，到紫癜发病相关因素的治疗，鲜中药在发病前就可发挥积极作用。如有些儿童，手足心热，睡觉时手足总要伸出衣被，或经常出现鼻出血，则可能存在内热，平日可以多吃鲜莲藕，喝藕汁，也可以将藕汁100ml、梨汁100ml、荸荠汁50ml与鲜茅根30g混合制成饮料，每日饮用。而对于与紫癜相关的上呼吸道感染、免疫功能紊乱，中药也有着很好的调理作用。对于初诊初治的患者，可以首先选用鲜中药配合水煎汤剂辨证论治；对于病情危急、内脏出血的患者，急则治其标，采用中西医结合的方法凉血止血。若患者此前经激素治疗无效，则在原有激素基础上加用鲜药，再慢慢减少激素用量。因为鲜药既能协助激素药发挥提升血小板的作用，又能减少激素的副作用。

紫癜病根据病因病机、临床表现的不同，可分为阴虚内热、血热妄行、气不摄血3种主要证型。

1.阴虚内热证　起病较缓，身上有针尖大小的出血点，下肢比较多见，颜色鲜红或紫红，伴潮热，盗汗，颧红，五心烦热，舌干红，少苔或无苔，脉细数。

2.血热妄行证　起病急骤，病程短，身上出血点大而密，或呈大片，伴发热、口渴，喜冷饮，舌红苔黄，脉数。

3.气不摄血证　病程较长，时发时愈，身上有针尖大小的出血点，颜色较淡，伴有面色萎黄，语声低微，倦怠乏力，或者便溏，舌质淡胖，脉弱。

四、常用方剂与药物配伍

《景岳全书·血证》将血证病因病机与治疗方法概括为"唯火唯气耳""察火者但察其有火无火，察气者但察其气虚气实"，《血证论》提出"止血、消瘀、宁血、补虚"的治血四法。根据紫癜的病因病机，将治疗方法归纳为治火、治气、治血。治火应分虚实，实火则清热泻火，虚火则滋阴降火；治

气实则清气降气，虚则补气益气；治血实则凉血宁血，虚则补血生血。根据疾病发展阶段，急性或早期多由实火或虚火引起，慢性或久病可见气虚，临床上阴虚、热邪、瘀血、气虚等因素常常相兼出现，治疗时多以养阴清热法解决主要矛盾，并配合祛瘀、补虚之法，具体如下。

1.阴虚内热证 治疗以养阴清热、凉血止血为法。鲜生地200g、鲜白茅根200g、鲜小蓟200g、鲜藕节200g。鲜药洗净，榨汁400ml冷藏。根据患者的身高、体重、内热程度，一般情况下，口服每次125ml，一日3次；如果大便干，排便不畅，可以加量至每次150ml，一日3次；若血分热重且脾虚便溏，可加用参苓白术散，一次1包，一日3次，温水冲服。

2.血热妄行证 治疗以清热解毒、凉血止血为法。鲜生地200g、鲜白茅根200g、鲜小蓟200g、鲜藕节200g、鲜公英200g、鲜芦根200g，榨汁400ml冷藏，每次125ml，一日3次；加用羚羊角粉，一次3支（0.3g），一日3次。

3.气不摄血证 治疗以益气健脾、凉血止血为法，以归脾汤加减。太子参30g、茯神15g、炒白术15g、山药30g、生黄芪30g、当归6g、炒枣仁15g、远志6g、木香6g、焦三仙各10g、生甘草10g，水煎服，每日一剂，早、中、晚饭后1小时各服一次。鲜生地200g、鲜白茅根200g、鲜小蓟200g、鲜藕节200g，榨汁400ml冷藏。间隔1小时再服鲜中药，每次80ml~125ml，一日2次，加热至40~50℃口服。

以上3种类型的紫癜患者，如兼有肌肤瘀斑紫黑，面色晦暗，舌质紫暗有瘀斑等瘀血证候时，可配合丹皮10g、三七粉6g活血止血；兼有鼻塞、流涕、咽痛等外感风热证者，可加金银花15g、连翘10g疏风清热；兼有鼻塞、流涕、畏寒等外感风寒证者，可加葱白10g、豆豉10g、生姜10g、白醋少许，熬粥顿服，以散寒发汗解表。

五、临床应用案例

张某，男，16岁，2020年12月12日以"间断皮肤瘀点瘀斑2年"就诊于当地三级甲等医院，诊断为原发免疫性血小板减少症，经激素治疗停药后血小板再次下降，改服用艾曲波帕乙醇胺片，血小板计数最高上升至60×10^9/L。近半年血小板计数波动在（12~30）$\times 10^9$/L之间。诊见：双下肢散在出血点，时有牙龈出血，自觉身热，五心烦热，容易感冒，纳眠可，二便调，舌尖红，苔薄黄，脉细数。血常规示白细胞6.54×10^9/L、红细胞4.81×10^{12}/L、血红蛋白浓度144g/L、血小板13×10⁹/L、中性细胞比率56.1%、淋巴细胞比率35.6%、单核细胞比率3.6%、嗜酸性粒细胞比率4.4%、嗜碱性粒细胞比率0.30%。

中医诊断为紫癜，辨证为阴虚内热证。西医诊断：原发免疫性血小板减少症。治疗以养阴清热，凉血止血为法。鲜生地200g、鲜白茅根200g、鲜小蓟200g、鲜藕节200g、鲜公英200g、鲜芦根200g，榨汁400ml冷藏，每次125ml，一日3次。继续服用艾曲波帕乙醇胺片每天50mg，晚饭后服。连续服药3个月，服药过程中，大便稀溏时加服中成药参苓白术散，一次1包，一天3次。

2021年3月31日复诊。患者五心烦热，自觉身热的症状明显减轻，感冒次数减少，血象恢复正常，血常规示白细胞5.35×10⁹/L、红细胞4.9×10¹²/L、血红蛋白浓度146g/L、血小板132×10⁹/L、中性细胞比率63.6%、淋巴细胞比率27.1%、单核细胞比率5.4%、嗜酸性粒细胞比率3.2%、嗜碱性粒细胞比率0.7%。值得注意的是血小板由13×10⁹/L上升至132×10⁹/L。建议患者继续服药巩固，因患者在校上学，服药不方便，未再服用。

按语： 该患者一开始进行激素治疗，逐渐减量停药的过程中出现血小板下降，转为艾曲波帕治疗，血小板计数曾上升至60×10⁹/L，但难以维持在大于50×10⁹/L的水平。后受感冒等因素影响，血小板计数降至12×10⁹/L。中医辨证为阴虚内热，热灼血络。处以大剂量养阴清热鲜药治疗，同时配合西药，中西医结合治疗。3个月取得了很好的疗效。本例患者发病2年，病情反复，建议继续辨证服药一年以巩固疗效，暂因血象稳定，服药不便停药，嘱其监测血象，周末服药，平时饮食多吃鲜藕、梨等养阴清热的食物。

六、临床应用注意事项

1.激素的使用注意 大部分患者寻求中医治疗时病程偏长，既往治疗方案中采取输入血小板，用泼尼松等激素，有的还输用生物制剂丙球，血小板指标也曾有所上升，后来又会下降，再采取上述治疗方案血小板就不会继续上升了。这是因为骨髓产生的血小板一部分进入血管起止血作用，一部分储存起来备用。因为某种原因，外周血血小板减少，有出血现象，采用上述治疗方案开始有效，是因为药物把人体储存的血小板激发出来。后来激发不出，就反复输血小板，最后产生了血小板抗体。所以给患者治疗时最好用泼尼松等激素抑制抗体，同时采用中药调理阴阳气血，逐步改善阴虚内热的内环境，恢复骨髓的造血功能，让血小板慢慢新生。血小板升到正常范围再巩固治疗1~3个月，然后慢慢将泼尼松等激素减量，继续服用中药一年巩固疗效。

2.退热药的使用 血小板减少的患者大部分有内热，容易引起外感，西药的退热药容易引起血小板减少。如果患者有外感发热，建议一起服用羚羊感冒片，每次6片；新癀片，每次4片；羚羊角口服液，每次3支。这三种药配合使用，既有轻宣内热的作用，又有祛邪外出的作用，不会引邪入里，同时还有升血小板的作用。最好喝一碗稀的热汤面或热稀粥，鼓舞胃气，祛邪外出，汗出热退后再巩固治疗两天，将新癀片减半，余药量不减。

3.鲜药治疗疗程 冰冻三尺非一日之寒，治疗也是如此。既要药简力专，力挽狂澜；又要循序渐进，调理善后。一般对于紫癜，初见疗效要1~3个月，取得疗效3~6个月，巩固疗效则需要6~18个月。当然具体疗程要根据病情轻重、病程长短、药物使用情况等而定。但尽早配合中药治疗可以缩短疗程，提高疗效，减少治疗带来的副作用。

第五节 萎缩性胃炎

一、概述

萎缩性胃炎是指胃黏膜上皮遭受反复损害导致固有腺体萎缩，伴或不伴肠化生和（或）假幽门腺化生的一种慢性胃部疾病。在胃炎中占30%左右，中年以上患者多见。

由于多数慢性胃炎患者无任何症状，因此难以统计确切的患病率。我国内镜诊断萎缩性胃炎比例为17.7%，病理诊断为25.8%。胃癌高发区萎缩性胃炎的患病率高于胃癌低发区。

世界卫生组织将萎缩性胃炎列为胃癌前状态，尤其是伴有肠上皮化生或不典型增生者，癌变可能性更大。其发病缓慢，病势缠绵，迁延难愈，治疗棘手。

萎缩性胃炎主要由幽门螺杆菌（HP）感染、十二指肠反流、长期食用刺激性食物、高盐、酗酒及自身免疫疾病引起。目前以药物治疗、手术治疗、精神心理治疗为主。

其中药物治疗为主要治疗手段，如抗HP治疗、抗胆汁反流治疗、分化诱导剂治疗、抗氧化剂治疗、COX-2抑制剂治疗等。目前抗HP感染和抗胆汁反流治法得到了多数人认可，最典型的如阿莫西林、克拉霉素、奥美拉唑三联疗法，能够减轻、控制或延缓胃黏膜萎缩及肠化生的严重程度，但这种疗法若不能一次性杀灭HP，容易使其产生抗药性，且阿莫西林容易引发致命性的过敏。

分化诱导剂治疗则是利用肿瘤分化诱导剂来诱导细胞分化，从而改变癌前病变，主要药物以维甲酸和丁酸钠为主，但不良反应较多，如口干舌燥，甚至致畸胎，目前临床研究较少。

抗氧化剂治疗则是利用抗氧化剂降低胃内源性致癌物的形成，从而阻断萎缩性胃炎的癌变，常见的抗氧化剂有茶多酚、维生素、叶酸等。曾有研究观察，患者每天口服叶酸20mg，肌内注射维生素B_{12} 500μg，持续1年，复查胃镜，发现叶酸水平和胃黏膜萎缩成负相关。但此治疗方法大多停留在动物模型和实验阶段，并没有大范围推广。

COX-2抑制剂治疗则是利用塞来昔布等非甾体抗炎药降低萎缩性胃炎的胃癌发病率，但由于其存在心血管系统的潜在风险，且多停留于动物实验阶段，故未被多数临床医师采用。

总之，西药治疗慢性萎缩性胃炎虽然可以根除幽门螺杆菌，但难以改变胃黏膜的异型增生和癌变，一些前沿治疗，如抗氧化、COX-2抑制剂治疗副作用较多，多停留于动物实验阶段，难以在临床推广。

中医古籍中并无"萎缩性胃炎"的病名，现代多将其归于"胃痞""胃痛"等范畴，其致病原因多为饮食不节、情志失调、食药所伤等。一些人认为其病机为本虚标实，本虚以气虚阴虚为主，标实则为脏腑功能失调导致的气滞、血瘀、湿阻、痰凝、热毒等。

中医治疗萎缩性胃炎多以中药、针刺、艾灸为主，接受中医或中西医结合治疗的患者，一般临床症状改善较快，且症状能伴随萎缩性胃炎病理改变而消退。然而，一般中药治疗取效亦非易事，引入中药鲜药治疗取得了令人满意的疗效。

二、中药鲜药治疗本病的渊源

《神农本草经》记载鲜石斛可治疗"伤中，除痹，下气，补五脏虚劳，羸瘦，强阴，久服厚肠胃，轻身延年"。羸瘦、五脏虚劳，就是瘦弱，身体乏力，和萎缩性胃炎的消化不良，身体羸瘦等表现相符合。《温病条辨》中五汁饮用梨汁、荸荠汁、鲜苇根汁、麦冬汁、藕汁治疗"太阴温病，热灼津伤，口渴，吐白沫，黏滞不快者"，与阴虚内热型萎缩性胃炎表现也很相似。

幽门螺杆菌是导致萎缩性胃炎的主要因素，研究证明，蒲公英多糖可减少幽门螺杆菌对胃黏膜的损伤。也有一些研究表明，蒲公英提取物联合西医四联疗法可提高对幽门螺杆菌的清除率。一些使用蒲公英的中药方剂也有清除幽门螺杆菌的显著疗效。这些都为蒲公英治疗萎缩性胃炎提供了佐证。

现代药理学研究表明，蒲公英提取物中含有香豆素、黄酮类、木质素、酚酸、萜类、多糖、挥发油等药理成分，其中的多糖成分可有效抑制胃癌细胞的增殖和转移，而萎缩性胃炎通常都伴有不同程度的肠上皮化生，也算是癌前病变。古籍记载和临床实践都充分证明用蒲公英治疗萎缩性胃炎值得探索并推广。

三、中药鲜药治疗介入阶段与辨治规律

鲜蒲公英的应用可贯穿治疗的始终，但脾胃虚寒者应慎用或与温中健脾药合用。萎缩性胃炎可分为脾胃不和、脾胃虚寒、脾胃湿热三型。

1.脾胃不和证 症状表现为脘腹胀满，食后胀甚，或伴胃脘疼痛，或伴反酸烧心，或恶心呕吐，二便调，舌淡苔白，脉弦。

2.脾胃虚寒证 症状表现为胃痛隐隐，绵绵不休，喜温喜按，空腹痛甚，得寒则减，劳累或受凉发作后加重，大便溏薄，舌淡苔白，脉虚弱或迟缓。

3.脾胃湿热证 症状表现为胃脘灼热，口干口苦，口渴不欲饮，纳呆恶心，小便色黄，大便不畅，舌红苔黄腻，脉滑数。

四、常用方剂及药物配伍

脾胃系病症为中焦病症，吴鞠通《温病条辨》云"治中焦如衡，非平不安"。脾胃升降相因、燥湿相济、纳运相成。平，即恢复脾胃的平衡，再放而广之，即阴阳的平衡。根据临床实际情况辨证分型治疗，使用方剂及配伍主要如下。

1.脾胃不和证 和胃汤加减。法半夏10g、陈皮10g、茯苓10g、炙甘草6g、苏梗10g、桔梗6g、藿香10g、佩兰10g、炒谷芽10g、鸡内金10g、焦三仙各10g、枳壳10g。若肝气郁结，症状表现为口苦咽干等，可加柴胡10g、黄芩10g；若脘腹胀满重，可加厚朴10g、枳实10g；若口干，可加石斛10g、玉竹

10g；反酸重，可加乌贼骨30g、浙贝母30g。可用鲜蒲公英200~250g榨汁，与汤药同时服用。

2.脾胃虚寒证　小建中汤合良附丸加减。桂枝15g、白芍30g、生姜15g、大枣25g、炙甘草10g、高良姜12g、香附10g。若寒重，可加干姜6g、吴茱萸3g；若泛吐清水，可加干姜10g、茯苓20g；若乏力较重，伴有贫血，可加黄芪30g、当归10g。该型胃炎主要由寒引起，故应慎用鲜蒲公英榨汁，或可用100~150g鲜公英，配20~30g生姜榨汁，并将蒲公英、生姜汁兑入药物中，混合后服用。

3.脾胃湿热证　半夏泻心汤加减。法半夏10g、黄连6g、黄芩12g、干姜6g、大枣10g、党参10g、炙甘草6g。若湿气偏重，则加苍术、藿香燥湿醒脾，热偏重，加蒲公英清热；恶心呕吐者，加竹茹、橘皮清胃降逆；大便不通，加大黄通下导滞；气滞腹胀，加厚朴、枳实理气消胀。该型最适合直接用250g鲜蒲公英榨汁，药后服用。如大便依旧秘结，可以增加蒲公英剂量，从250g增加到500g。

五、临床应用案例

王某，男性，46岁，2016年7月6日就诊，胃痛胃胀反复发作20年。20年前因劳累引起胃痛胃胀，查出萎缩性胃炎伴重度肠化，幽门螺杆菌阳性，服药物清除后复阳。刻下症见胃脘疼痛，情绪焦虑，反酸烧心，失眠多梦，嗳气，性情急躁，便秘，大便两日一行，舌边尖红苔黄腻，脉弦数。

辨证：脾胃不和，气机升降失调。

治法：调和脾胃。

方药：半夏12g、陈皮12g、茯苓10g、炙甘草6g、苏梗10g、桔梗6g、藿香10g、佩兰10g、枳壳10g、莱菔子10g、炒鸡内金10g、炒谷芽10g、焦三仙各10g、乌贼骨30g、浙贝母20g、良姜10g、柴胡12g。七剂，水煎服，每日一剂。

每日以鲜公英300g榨汁服用，晚饭七八分饱，每晚顺时针推腹100下，并练习六字诀，用药渣泡脚。

7天后，患者胃脘疼痛症状减轻，继服上方。嘱患者常吃蒲公英，可包饺子、拌凉菜、炒鸡蛋等。坚持练习六字诀、八段锦。

患者坚持治疗6个月后反酸烧心胃脘疼痛消失，2019年8月23日于某院复查胃镜病理：胃角浅表胃黏膜中度慢性炎，伴重度肠上皮化生；胃窦浅表胃黏膜中度慢性炎，伴中度肠上皮化生。2020年5月20日胃镜病理：胃角浅表胃黏膜呈轻度慢性炎伴轻度活动性炎。追访5年，未见复发，健康如常人。

六、临床应用注意事项

鲜蒲公英应当榨汁服用。因鲜蒲公英本身含水量很高，故榨汁时只需放一点温水即可。

蒲公英榨汁后会有一些渣滓，主要成分是纤维素，大便不通者可以连同渣滓一起服用，或单纯服用蒲公英汁。

蒲公英某些有效成分，如抗氧化成分，不耐高温，故不宜煮沸服用，加热时不应超过50℃。若脾胃虚弱，表现为胃脘怕凉，喜温喜按，则需在蒲公英中兑入适量的鲜姜榨汁服用，蒲公英与鲜姜的比例大约为5∶1。

鲜蒲公英榨汁服用每次用量为120~500g，并应从小剂量开始服用。原因主要有两点：①蒲公英苦寒，部分患者服用后会腹泻。②鲜公英一些有效成分（如多酚类化合物）对胃有刺激，但很快人体会适应，从小剂量开始服用可有效解决不耐受的问题。

一般以3个月为一个疗程，3个月后复查胃镜，发现萎缩性胃炎肠化减轻或消失可继续服用蒲公英，若无变化或症状加重则不可继续服用鲜蒲公英。蒲公英虽是常见的野菜，但也是药物，不宜自行长期大剂量服用。

第六节　食管癌

一、概述

1.**概念与发病**　食管癌是原发于食管黏膜上皮的恶性肿瘤，临床上以进行性吞咽困难为进展期典型症状。食管癌的发生多与亚硝胺类化合物、真菌毒素、慢性理化刺激及炎症、营养因素、遗传因素等有关。食管癌是世界第七大常见的癌症，发病率为3.1%，死亡率为5.5%。食管癌包括食管鳞状细胞癌和食管腺癌两种组织亚型，食管鳞状细胞癌是最常见的组织亚型，但美国和其他西方国家则是食管腺癌占主导地位。虽然目前食管癌的治疗效果不断提升，但食管癌早期无相应症状或症状不典型，临床不易被察觉，当临床症状呈典型表现时，患者多已进入中晚期，通常有淋巴结转移或远处转移，预后差，相对生存率低。

2.诊断方法　目前临床常用的诊断方法包括胃镜、食管钡剂造影、CT、超声胃镜、PET-CT等。胃镜是目前食管癌诊断的首选方法，可直接观察病灶形态，并可取活检确诊。当患者不适宜行胃镜检查时，可行食管钡剂造影。CT、EUS通过显示肿瘤外侵程度等辅助制订治疗方案。PET-CT可判断远处转移情况。目前尚无诊断食管癌的特异性肿瘤标志物。

3.现代治疗方法　食管癌常规治疗以手术切除为主，术后可辅助放化疗等多种治疗方式。针对不可行手术切除的食管癌患者，可行放化疗、免疫治疗或多种方式联合应用。具体临床诊疗食管癌可参考美国国立综合癌症网络（NCCN）发布的临床实践指南。

手术前应行胸部和腹部CT扫描、全身PET-CT和超声内镜等辅助检查，并由食管外科医生结合检查结果评估患者是否具备食管切除术的生理指标，若患者具备手术指标且可切除，均应优先考虑手术治疗。食管癌切除术前常规行诱导放化疗，为手术创造良好条件。目前术前放化疗首选方案包括紫杉醇+卡铂、氟尿嘧啶+奥沙利铂等。目前常用的手术方式包括Lvor lewis食管胃切除术、McKeown食管胃切除术等。Lvor lewis食管胃切除术包括剖腹手术与右侧开胸手术，McKeown食管胃切除术包括右侧开胸手术、剖腹手术与颈部吻合术。食管癌切除术主要包括两大部分，除需切除食管外，还需进行消化道重建，消化道重建常规首选胃，其次为结肠和空肠。

针对食管癌不可行手术切除或晚期患者，可行放化疗、免疫治疗等多种方式或多种方式联合应用。目前临床常用的一线治疗方案包括氟尿嘧啶+奥沙利铂、氟尿嘧啶+顺铂、氟尿嘧啶+奥沙利铂+纳武利尤单抗、氟尿嘧啶+伊立替康、多西他赛+顺铂、奥沙利铂+氟尿嘧啶等。

4.存在问题　近几年，食管癌的治疗方法不断更新，但大多数仅提出设想或在实验阶段，未能进一步深入研究并应用于临床。且食管癌早期症状不典型，难以发现，发现时患者多已处于中晚期，故早期诊断、早期发现仍然是今后应重点研究并需解决的问题。

二、中药鲜药治疗本病的渊源

岳美中教授应用大量鲜蒲公英治疗一位食管癌患者，患者从食入则吐到完全恢复正常生活仅用了半年时间。后来在工作中遇到晚期食管癌，再次应用中药鲜药亦获良效。食管癌属于中医"噎膈"的范畴。中医对噎膈病机早有认识，《素问·至真要大论》中"饮食不下，膈咽不通，食则吐"及《诸病源候论》中"噎膈者，饥欲得食，但噎塞迎逆于咽喉胸膈之间，在胃口之上，未曾入胃即带痰涎而出"，均形象描述出噎膈吞咽困难的临床表现，与食管癌的典型吞咽困难症状基本一致。噎膈病因病机，朱丹溪认为"食味过厚，偏助阳气，积成膈热"；陈无择认为"喜怒不常，忧思过度，恐虑无时，郁而生涎，涎与气搏，升而不降，逆害气滞……与五膈同，但此在咽嗌，故名五噎"；张景岳认为"噎膈一症，必以忧愁思虑，积劳积郁，或酒色过度，损伤而成"。从古代医家的论述中不难看出，噎膈实证的病因多与饮食失宜、情志失调有关。饮食失宜损伤脾胃，脾胃运化失司，水湿内停，聚而为痰，搏结食管；情志失调，肝失疏泄，肝气郁结，气滞血瘀，瘀血停于食管。两者皆可致胃失和降，从而发为本病。中医认为该病有虚有实。正如张景岳《景岳全书》说："噎膈反胃，名虽不同，病出一体，多由气血虚弱而成。"指出正气虚弱是本病发生的内在病因。

　　吞咽困难是食管癌典型症状，医家使用鲜药治疗食管癌多根据患者病因病机辨证施治，以改善患者当前主要症状为目的。鲜药治疗实证噎膈，多从解热毒、化瘀散结等方面着手。明代医家吴崑在《医方考》中云："血噎膈者，或因跌仆，或因大怒，血积胸膈，久久凝结，令人妨碍饮食，得热则宽，得寒则痛是也。生韭汁，能解蓄血之瘀结，佐以醇酒行其势也。"瘀血停滞胸膈所致的噎膈，吴崑以鲜药韭取汁，佐以醇酒，化瘀散结以治噎膈。清代汪绂《医林纂要探源》曾记载："蒲公英点能化热毒，解食毒，消肿核，疗疔毒乳痈，皆泻火安上之功。通乳汁，以形用也。固齿牙，去阳阴热也。人言一茎两花，高尺许，根下大如拳，旁有人形拱抱，捣汁酒和，治噎膈神效。吾所见皆一茎一花，亦鲜高及尺者，然以治噎膈。"针对饮食不节，郁而化热等热毒所致噎膈，汪绂用鲜药蒲公英捣汁和酒，以清热解毒治噎膈。

　　鲜药治疗虚证噎膈，多从滋补胃阴、通积养正等方面入手。《张氏医通》中记载："地黄、麦冬煎膏，入藕汁、人乳、童便、芦根汁、桃仁泥和匀，细细呷之。"针对胃血枯槁，失于濡养，食管干涩所致噎膈，可用藕、芦根等鲜药取汁生津以濡养食管，从而缓解患者吞咽困难症状。陈玉锟教授将食管癌辨证分为四型，分别为痰气交阻型、气滞血瘀型、津亏热结型、气虚阳微型。针对虚中夹实的津亏热结型，予五汁安中饮加味（梨汁、藕汁、牛乳、生姜汁、韭汁，不拘量频服），鲜药梨、藕等取汁养胃生津，生姜汁和胃降逆，韭汁活血行瘀，共奏滋养津液兼活血行瘀之功。徐景藩教授认为噎膈根源在于阴阳两伤，多虚实夹杂，治疗应扶正祛邪兼顾，通积养正。徐教授在临床诊疗过程中，针对病久不欲纳谷的患者，认为应扶正固本，药食同源，缓缓而治，予患者五汁饮（柏子仁汁、甜杏仁汁、黑芝麻汁、梨汁、藕汁）口服，梨、藕等鲜药取汁甘润生津，以调护脾胃进食。

叶天士在《临证指南医案》中记载佐鲜药姜汁治疗忧郁痰阻型患者的案例。"杨（四七）脉弦而小涩，食入脘痛格拒，必吐清涎，然后再纳，视色苍，眼筋红黄，昔肥今瘦。云是郁怒之伤，少火皆变壮火，气滞痰聚日壅，清阳莫展，脘管窄隘，不能食物，噎膈渐至矣。法当苦以降之，辛以通之，佐以利痰清膈，莫以豆蔻、沉香劫津可也。川黄连、杏仁、桔梗、土瓜蒌皮、半夏、橘红、竹沥、姜汁。"叶天士在治疗该患者时佐以鲜药姜汁化痰，合方共奏解郁化痰之功。

鲜药治疗食管癌所致吞咽困难等症状渊源颇深，古代医家早已认识到鲜药在治疗食管癌方面的重大作用。今后研究中可利用古代医家所记载治疗食管癌的鲜药，结合当今医学技术，明确鲜药治疗食管癌的具体作用机制，以期鲜药可以更好地治疗饱受食管癌困扰的患者。

三、中药鲜药治疗介入阶段与辨治规律

噎膈一病，吞咽哽噎不顺或饮食格拒不下，中药鲜药应该贯穿治疗的始终。早期多为脾胃气机不畅，治疗以调理脾胃气机为主；中期则表现为胃失和降、痰气交阻、阻隔不通，治疗注重化痰散结降逆；晚期多为痰瘀互阻、正气亏虚，一方面要散瘀，一方面要扶正，根据气血阴阳亏虚情况施以相应的治疗。

鲜蒲公英既可软坚散结，又可清热通便，可以在噎膈治疗各个阶段配合应用。噎膈大多伴有大便干，甚则粪如羊屎状，需配合鲜蒲公英500g，每日榨汁服用，以清热解毒、软坚散结，兼以通便。若大便正常，可配合鲜蒲公英300g，每日榨汁以软坚散结。若便溏者，鲜蒲公英剂量可减半，或先以健脾和胃止泻之品调之。

根据不同临床表现，中医可分为以下常见证型。

1.脾胃不和证 噎膈早期症状不典型，偶有进食不顺，胃脘胀闷不舒，嗳气，反酸，或无明显不适，胃纳不馨，舌淡红，苔薄白，脉弦缓。治疗以调理脾胃升降功能为主。在中晚期治疗中也要特别注重固护胃气，如出现食欲不振，消瘦，乏力等症时，也要首先调理脾胃，谨记"有胃气则生，无胃气则死"之训。

2.气虚痰结证 素体羸弱，或劳倦过度，或疾病体虚，出现吞咽困难，甚至食水难下，口吐痰涎，乏力，消瘦，胃口尚可但饮食难入，大便干燥，或坚如羊屎，数日一行，舌淡边有齿痕，苔薄白或白腻，脉弦细，或弦滑，重按无力。治疗当以益气化痰降逆为主。

3.津亏热结证 吞咽梗涩而痛，软食难入，汤水可下，日益消瘦，五心烦热，口干咽燥，大便干结，舌质红，少苔，或带裂纹，脉弦细数。治疗当以滋阴清热为主，兼以和胃散结行瘀。

4.瘀血内结证 胸中刺痛，痛处固定不移，食入则吐，甚则食水难下，大便坚如羊屎，形体极为消瘦，肌肤枯燥，舌红少津，或带青紫，脉细涩。治疗以滋阴养血、破结行瘀为法，活血不宜过度，应谨守病机，中病即止，以免过度行气活血，耗伤正气。

四、常用方剂与药物配伍

噎膈一病不同证型之间既可以相互转化，又可同时出现，需要仔细辨识。在临床治疗过程中，一方面要谨守病机，辨证施治，灵活用药；另一方面还要掌握疾病规律，始终注意以下三条：第一，脾胃为后天之本，保胃气是治疗百病之大纲；第二，六腑以通为顺，胃气主降，要注重一身气机的调理，注意和胃药、降逆药、泻下药的合理配合；第三，鲜蒲公英等鲜药具有软坚散结、养阴清热、化痰通腑等功效，治疗噎膈神效，适合于噎膈治疗的不同阶段。

1.脾胃不和证 和胃汤加减。茯苓10g、陈皮10g、紫苏梗10g、炙甘草6g、桔梗6g、枳壳10g、炒谷芽10g、姜半夏10g、藿香10g、佩兰10g、莱菔子10g、鸡内金10g、石斛10g、焦山楂10g、焦神曲10g、焦麦芽10g。

方中陈皮、半夏、茯苓、炙甘草源自二陈汤，理气化痰；桔梗、枳壳一升一降，调理气机；紫苏梗、莱菔子理气降逆，使胃气下行；炒谷芽、鸡内金、焦三仙健胃消食；石斛调养胃阴；藿香、佩兰祛湿和胃，尤以夏季、长夏之时湿邪困脾为宜。配合蒲公英300g榨汁兑服。

2.气虚痰结证　可选用参赭培气汤。参赭培气汤出自张锡纯《医学衷中参西录》，用治膈食。处方：党参18g、天冬12g、代赭石24g、清半夏9g、肉苁蓉12g、知母15g、当归身9g、柿霜饼15g（含化）。方中重用代赭石降逆镇冲，兼通大便；党参补中气，半夏化痰理气；半夏性燥，故佐以知母、天冬、当归、柿霜清热润燥、养血生津；肉苁蓉补肾敛冲以降胃气。赭石先煎半小时，柿霜服药时徐徐含化。噎膈者多苦大便难，肉苁蓉、当归、赭石并用有润肠通便之效。而鲜中药大剂量应用之药力更胜，故临床配合鲜蒲公英500g榨汁服用，以加强软坚散结、通便降逆之功效。

3.津亏热结证　以滋养津液为主，选用五汁安中饮加减。处方：梨汁10ml、藕汁10ml、牛乳汁50ml养胃生津，生姜汁10ml和胃降逆，佐以韭汁10ml活血行瘀。并可加沙参10g、麦冬10g、石斛10g、天花粉15g滋养胃阴，同时配以鲜蒲公英300g、鲜生地150g养阴清热、散结通腹。鲜药少量频服，如大便仍不通，可酌加大黄10g（后下），中病即止，以防耗伤津液。

4.瘀血内结证　以滋阴养血、破结行瘀为法。处方：生地15g滋阴，当归15g养血，桃仁10g、红花10g行瘀破结。瘀血甚者，可加用三七10g、丹参10g、乳香10g、没药10g、蒲黄10g、五灵脂10g（包煎）以加强祛瘀之力；痰瘀互结者，可加用鲜芦根50g、鲜蒲公英100g、浙贝母30g、瓜蒌30g、海藻10g、昆布10g以软坚化痰，鲜药榨汁与中药汤剂兑服。

五、临床应用案例

【案1】刘某，男，68岁。主因"进行性吞咽困难3个月"于2006年4月就诊。患者3个月前无明显诱因出现进食发噎，进行性加重，钡餐检查提示食管癌，行胃镜提示食管鳞状细胞癌，患者因经济原因拒绝进一步检查或西医治疗，为求中医治疗就诊。就诊时症见吞咽困难，食入则吐，仅可少量饮流食，骨瘦如柴，搀扶就诊，大便四五日一行，坚如羊矢，舌淡少津，苔薄白，脉弦细数。中医辨证为痰气郁结，治疗以降逆利痰、解郁润燥为法，方用参赭培气汤加味。党参18g、天冬12g、代赭石24g、清半夏9g、肉苁蓉12g、知母15g、当归身9g、白花蛇舌草30g、半枝莲15g、焦三仙各10g、柿霜饼15克（含化）。鲜蒲公英500g榨汁兑服。服药后1个月，吞咽困难逐渐缓解，大便每日一行，体重增加。服药3个月后，吞咽困难基本消失，可以吃馒头等软食。为巩固疗效，继续加减服用至1年，患者虽未复查，但随访十余年，健康如常人。

按语：此患者得病前情志不调，常与家人生气，气滞血瘀日久，导致痰气郁结、中气受阻，发为噎膈。治疗上选用张锡纯《医学衷中参西录》的参赭培气汤加鲜蒲公英等。患者加减应用3个月效果颇佳。可见，深入挖掘中医学在恶性肿瘤治疗中的经验，具有深远意义。

【案2】田某，男，65岁，主因"进行性吞咽困难5个月"于2020年7月28日就诊。患者2020年2月出现吞咽困难，进行性加重，平素喜吃偏烫的食物。2020年7月在某院查胃镜提示食管中下段癌（肿块浸润性），病理报告示食管鳞状细胞癌。患者诉家中曾有亲戚患食管癌，行手术切除和放化疗，不良反应严重，生活质量很差，且治疗一年多病故。因此患者拒绝放化疗或免疫治疗，为求中医治疗来诊。就诊时症见吞咽困难，喜热饮，大便坚如羊粪，舌苔薄白根腻，脉略弦滑，重按无力。予党参18g、天冬12g、代赭石24g、清半夏9g、肉苁蓉12g、知母15g、当归身9g、柿霜饼15g（含化），水煎服，日一剂服用。鲜蒲公英500g榨汁服用。同时嘱患者艾灸足三里，练习八段锦。服药后1个月，食水难入，行食管支架植入术，并于2020年10月行1周期化疗（白蛋白紫杉醇+顺铂），后复诊症状较前好转，但观其脉色，舌质暗红较前为著，脉弦，重按无力。参赭培气汤加用桃仁6g、红花6g，继续加减服用中药6周，大便质软，日一次。2020年12月4日复查胃镜提示食管癌肿瘤缩小，胃腔内见一金属支架，予一次性圈套器取出。原来支架因肿瘤缩小无法支撑而脱落，且吞咽困难消失。患者共行2周期化疗，坚持服中药1年余，未行手术，肿瘤缩小90%，目前该患者饮食恢复正常，仍在巩固治疗中。

按语：患者劳倦过度，思虑伤脾，胃中中气不足，终致脾失健运，胃失和降，胃气上逆，阻于膈中，上下隔拒，大肠传导失常，甚则大便坚如羊屎。先以参赭培气汤配合鲜蒲公英治疗，服后大便得解，但终恐药浅病深，察其舌质色暗，故配以桃仁、红花等行血除瘀之品，加减应用6周肿瘤明显缩小，大便质软，后鲜蒲公英榨汁改为每日200~300g，坚持服中药1年余，肿瘤病灶未有增长，患者症状缓解，未诉特殊不适。

【案3】蒋某，女，52岁，主因"纳差、进食发噎6月余"于2020年1月就诊。患者2019年7月出现食欲不振，进食哽噎感，未予重视。2019年11月因症状加重，于某院行胃镜检查，诊断为食管鳞状细胞癌。2019年11月底行食管癌根治术，术后行紫杉醇+铂类化疗2周期。就诊时症见恶心，不欲饮食，胃脘胀闷，心情抑郁，乏力，消瘦，体重下降15kg，大便干，小便调，眠可，舌淡苔薄白腻，脉弦细。予茯苓10g、陈皮10g、紫苏梗10g、炙甘草6g、桔梗6g、枳壳10g、炒谷芽10g、姜半夏10g、藿香10g、佩兰10g、莱菔子10g、鸡内金10g、石斛10g、焦山楂10g、焦神曲10g、焦麦芽10g。服药2周后，患者食欲明显改善，继予上方加蒲公英300g榨汁兑服2周，患者胃胀消失，乏力减轻，心情较前明显改善，体重增长3kg，大便质软，日一行。此后巩固治疗3个月，患者体重、体力逐渐恢复，症状消失，复查胃镜未见复发、转移。

按语： 和胃汤以调理脾胃气机为主，配以健脾消食之品。脾胃升降功能正常方可运化水湿、水谷，化生气血，胃中之中气渐复；胃气和降，则恶心缓解，食欲转佳。又因脾主肌肉、四肢，脾胃功能恢复则肌肉、四肢充养，乏力、消瘦改善。《灵枢·百病始生》云"壮人无积，虚则有之"；《医宗金鉴》云"大积大聚衰其半，须知养正积自除"。可见扶正气、调脾胃在治疗恶性肿瘤中具有重要作用。

六、临床应用注意事项

食管癌用鲜蒲公英榨汁与中药汤剂兑服，鲜蒲公英剂量从300g开始，如无腹泻，可加量到500g。如出现腹泻则减半，再腹泻则停药。脾胃虚寒者慎用。

中药辨证论治配合鲜中药治疗一般持续半年，此后可药量减半服用至一年。一些患者服用后，吞咽困难等症状消失，仍需继续服用3~6个月以巩固疗效。如吞咽困难等症状持续加重，应采取中西医结合治疗。

第七节　结节性病症（甲状腺结节、乳腺结节、肺结节）

一、概述

结节病是一种不明原因的累及多系统的肉芽肿性疾病，主要侵犯肺和淋巴系统，其次是眼部和皮肤。由于部分病例无症状，且可以自然痊愈，所以目前西医学没有明确的病因和流行病数据。结节病多发于中青年，女性稍高于男性，寒冷地区高于热带地区，发病年龄通常在50岁以下，以20~29岁为高峰期，我国结节病好发于40岁以上人群。目前临床上常见的有甲状腺结节、乳腺结节、肺结节。

（一）甲状腺结节

1.概念　甲状腺结节是多种原因引起的甲状腺异常的一个或多个肿块。美国甲状腺学会（ATA）将甲状腺结节定义为甲状腺上一种离散型的病变。借助影像学检查可观察到结节与正常甲状腺组织结构不同，存在相对的边界。甲状腺结节可以是一个，也可以是多个；结节性质可能是实性的，也可能是囊性的。通过超声、CT、核磁等可以判断其大小和类型，属于中医"瘿瘤"范畴。

甲状腺结节在各个年龄段人群中均可见到，触诊检出率为3%~5%，以超声检查方式统计发病率为20%~67%。本病好发于具有放射暴露史和甲状腺结节家族史人群，特别是长期暴露于电离辐射的人群。还与碘缺乏或高碘饮食、甲状腺素合成及内分泌障碍等相关。多数甲状腺结节对身体无明显损害，部分症状明显者可影响内分泌、呼吸系统、心血管功能。恶性结节危害更大，需及时行手术治疗。甲状腺结节有良性和恶性之分，良性包括结节性甲状腺肿、甲状腺腺瘤等；恶性以甲状腺癌为主，分为乳头状癌、滤泡癌、髓样癌及未分化癌。乳头状癌是最常见的病理类型，另外还有甲状腺淋巴瘤、转移瘤等。

2.临床表现　大多数甲状腺结节患者平素无任何临床症状，常在查体时或经颈部超声、CT、MRI等检查时发现。当出现压迫症状或周围神经侵犯，提示恶性结节可能，气管受压出现咳嗽、气短，喉返神经受累出现声音嘶哑，食管受压会有咽喉部异物感、压迫感，甲状腺功能变化会有心悸、多汗、全身乏力等症状。

3.辅助检查　目前对甲状腺结节进行细胞穿刺检查是判断良、恶性较为可靠的手段，但因甲状腺血供丰富，若为恶性病变，穿刺后容易导致转移，且单次穿刺仍有部分患者无法确诊，因此该方法应用并不广泛。能谱CT通过形态学、碘浓度值、能谱曲线斜率进行综合判断，判断甲状腺结节良、恶性病变的灵敏度、准确度更高，有更好的诊断价值，但对于较小病灶评估不准确，且成本高，其辐射性给甲状腺患者带来了潜在危害，对于甲亢、放射性碘治疗患者需谨慎应用。影像学检查是甲状腺发现、定性及随访最常用的方法，但常规影像表现以形态学、血流判断为主，存在"同影异病，同病异影"的弊端，诊断可靠性欠佳。超声在甲状腺疾病检查中最为常见，能发现1mm左右的结节，且能分辨结节部位、数目、大小，但临床对超声检查鉴别甲状腺良、恶性结节并无统一评价标准，多依据结节形态、边界、钙化、内部血流来判断，且判断存在一定主观性，因此鉴别效果并不理想。TI-RADS分类系统的建立使甲状腺超声检查更规范化、量化，TI-RADS标准判读的运用对甲状腺结节的诊断更有利。

TI-RADS分级标准：

1级：患者为囊性结节或甲状腺无任何异常。

2级：患者结节为良性，且超声影像未发现显著恶性征象，恶性风险属0级。

3级：患者结节可能为良性，恶性征象有1项。恶性风险为5%以下。

4级：疑似恶性。分为4a、4b、4c，恶性风险分别为5%~44%、45%~74%、75%~95%。

5级：很大概率为恶性，已确认患者出现转移，且恶性风险为95%以上。

6级：通过病理活检，确诊结节为恶性。

目前甲状腺结节的患病率高达34%，其中7%~15%为甲状腺癌，30%分化型甲状腺癌为直径≤1cm的甲状腺微小乳头状癌，确定甲状腺结节病理性质是合理指定治疗方案的基础。TI-RADS 4类及以上结节恶性风险相对较大，除经典的超声引导下细针穿刺细胞学检查外，甲状腺超声造影、UG-FNAC标本鼠类肉瘤滤过性毒菌致癌同源体B1 V600E基因突变检测在甲状腺结节良恶性的鉴别中具有较高的价值。

4.现代治疗方法 治疗方法往往因人而异。对临床没有症状，大小为1cm×1cm以内的良性甲状腺结节患者应长期随访，并定期行甲状腺超声检查，以防发生癌变。对于有症状的甲状腺结节，如果结节在1cm×1cm左右，或患者呼吸、吞咽困难，需要根据细胞学检查、甲状腺核素扫描及甲状腺功能试验等观察3~6个月，判断结节大小是否有变化，是否符合手术指征。对临床高度疑似恶性或已经确定为恶性结节者，常规治疗是手术切除。术后部分患者需要终身服用甲状腺素片或左甲状腺素片来维持甲状腺激素正常。任何治疗方式都不是孤立的，医生会结合患者的具体情况，制订最适合患者的治疗方案。

（二）乳腺结节

1.概念 乳腺结节是一种症状，常见于多种乳腺疾病，主要包括乳腺增生、乳腺纤维瘤、乳腺囊肿、乳腺分叶状瘤等，在疾病早期常表现为乳腺微小结节（直径＜1cm），可发生于各种年龄段的女性。按其病理组织性质可将其分为良性和恶性。良性多为自限性结节，预后良好；恶性结节起病隐匿，确诊时多为中晚期，预后较差。乳腺癌的全球发病率约为11.9%，居恶性肿瘤第2位。因此早期诊断和治疗对疾病预后有重要意义。乳腺结节发病原因尚不清楚，可能与内分泌激素水平、病菌感染、基因突变等因素有关。中医古籍里并没有"乳腺结节"的说法，最早出现类似乳腺结节的病症是"乳癖"。陈实功的《外科正宗》云："乳癖乃乳中结核，形如丸卵，或坠垂作痛或不痛，皮色不变，其核随喜怒消长。"

2.临床表现 一侧或双侧乳房胀痛，有肿块，是本病的主要表现，良性常为单侧或双侧多发性结节，一般结节为圆形或椭圆形，表面光滑、轮廓清晰、活动性良好、与皮肤无粘连、生长速度较慢，部分结节伴有周期性胀痛或触痛，一般于月经前明显，月经后可自行缓解或消失，严重者整个经期都有疼痛感。恶性病变常为单发性结节，一般结节形状不规则、边界不清，亦可表现为弥漫性增厚、质硬、活动度差，常与皮肤粘连，生长较快，部分结节性病症可伴有红肿热痛、乳头溢液，多为浆液性或浆液血性液体等。

3.辅助检查 钼靶X线和超声影像是目前公认的临床诊断乳腺疾病较好的方法。西方国家将钼靶X线作为筛查乳腺癌的首选方法，但我国女性乳腺体积较小，且多为致密型腺体，故钼靶X线对我国女性乳腺癌筛查的灵敏度较低。目前，超声影像因具有无创、可重复、经济适用等特点，已被国内各级医院作为乳腺肿物的首选检查方法。主要从方位、边缘、形态、边界、内部回声、后方回声、周围组织等方面描述包块特征，对乳腺疾病病灶的形状、大小、数量、性质及结节的血流情况等做出判断，进一步诊断乳腺结节的良恶性。超声BI-RADS联合其他影像学方法还可显著提高乳腺病灶性质鉴别的准确率，减少临床不必要的活检。目前临床上最常用的评估乳腺结节良恶性的方法是BI-RADS分级评估。

BI-RADS分级指南：

0级：指根据现有的超声诊断结果无法准确定义被检查者的超声分级，需要进一步超声随访，或与以前的超声结果进行对比，或加做乳腺钼靶（有时需要加做MRI），或综合以上几种手段才能给出准确BI-RADS分级信息。

1级：超声显示正常乳腺或存在正常改变的乳腺。如果合并进行钼靶检查且钼靶检查结果为阴性，那么可以乳腺恶性肿瘤的可能性＜2%。

2级：能够明确定义为乳腺良性病变，通常包括单纯性乳腺囊肿、乳腺内典型淋巴结、乳腺植入物、典型手术后改变和连续超声检查无变化的纤维瘤，定期复查即可。

3级：可能是乳腺良性病变，恶性率一般＜2%，建议短期（一般3~6个月）复查乳腺彩超，如没有任何变化，建议12个月之后复查乳腺彩超，如果依然没有任何变化，可以考虑定义为2级，即能明确定义为乳腺良性病变。

4级：恶性病变较3级可能性大（3%~94%），需要给予手术治疗。超声发现肿物最大径增加≥20%时需要立即给予手术治疗，如果最大径缩小≥20%，可降级定义为2级或3级。此级可进一步分为4a、4b、4c 3类。4a：需要活组织检查，但恶性可能性较低（＜10%）。如活组织检查良性结果可见信赖，可以转为半年随访。4b：倾向于恶性。恶性可能性为10%~50%。4c：进一步怀疑为恶性，可能性50%~94%。

5级：乳腺肿物恶性可能性≥95%，通常表现为乳腺低回声肿物边界欠清、成角或呈棘伴后方回声衰减，应采取积极的诊断及尽快给予外科治疗。

6级：已经过活组织检查等明确诊断为乳腺恶性肿瘤的病变。

4.现代治疗方法 调整饮食、生活习惯，适当运动，保持心情舒畅。良性结节可通过对症治疗或定期检查检测结节生长变化，根据情况选择是否手术治疗。在观察过程中，结节无明显消退，或局部病灶有恶性病变可疑的结节则需要根据病情采取手术、放化疗、内分泌治疗、靶向治疗、中医治疗等。

（三）肺结节

1.概念 肺结节是指肺内直径≤3cm的病灶，＜8mm的结节称为小结节，＜4mm的结节称为粟粒样结节，有圆形、类圆形及不规则的病灶。在影像上表现为密度增高的肺部阴影。在CT图像上肺结节影像表现各异，有的边界清晰，有的边界模糊；有的有毛刺，有的没有毛刺；有单发的，有多发的。一般来说，小的病灶良性可能性大。有文献报道2000余例＜4mm的粟粒样结节，无一例属于恶性。肺结节按密度可分为实性结节、磨玻璃样密度结节、部分实性结节，相关文献资料显示，实性结节恶性率达7%，磨玻璃样结节恶性率高达34%，而部分实性结节恶性率甚至达63%。肺结节多与吸烟或环境污染相关，肺癌早期患者在胸部CT影像上多表现为肺结节，所以早期发现、正确诊断、积极治疗肺结节对肺癌的治疗及预后意义重大。目前中医学对于肺结节没有明确的定义，一般将其归于"咳嗽""痰核"等范畴。

2.临床表现 大部分肺结节患者无明显症状，需要通过检查发现。少部分患者偶有刺激性咳嗽、咳痰、气喘、胸痛。肺结节性质为恶性时出现咳嗽、咳痰、咯血，转移可出现多器官、系统的症状。因此，早期准确鉴别肺结节性质，尽早实施相应的措施干预对提高患者生活质量至关重要。

3.辅助检查 肺结节多无症状，常规体检多采用X线检查，该方式具有操作简单、放射剂量低、检查耗时短等特点，但该检查方式存在一定局限性，对微小肺结节的敏感度低。近年来，随着医学影像学技术的快速发展，CT技术明显提升，影像检查普遍应用，相对于X线检查，其对肺部小结节的敏感度更高，使得肺结节检出率不断升高。因此，在临床实践中对肺结节的检出及筛查是区分良、恶性结节并提高早期肺癌检出率的重要途径。肺癌发病率和死亡率位居所有恶性肿瘤首位，所以建立完善的筛查和早期诊断、早期治疗体系具有切实意义。胸部CT图像清晰、空间分辨率高、操作简单，能够在短时间内完成整个胸部扫描，对肺结节的大小、位置、密度、病灶周围情况、形态及内部特征等能清楚地分辨和判断，对临床肺结节的良恶性诊断有重要意义，具有良好的临床应用前景。

4.现代治疗方法 对于肺结节，国际上有公认的处理办法。一般认为4mm以下实性小结节1年一查，5~8mm则3~6个月复查1次，超过8mm每1~2个月检查1次。早期无症状和肺功能正常的良性肺结节通常可自行好转或稳定，即便持续存在也并不意味着疾病持续活跃而必须治疗。临床可通过观察其大小、生长变化等进行随访，如果随访病灶无变化，则相应延长至3个月、6个月、1年复查，同时患者也需要改变不良生活习惯，戒烟限酒，适当锻炼等。当发现病灶有变化时则根据病情变化情况做出判断，并决定下一步是否需要药物、手术等进一步治疗。随着病情发展，患者出现反复咳嗽、咳痰、胸痛、咯血、呼吸困难等影响生活的症状，且经气管镜、影像学等检查符合手术指征的，或出现明显的肺内或肺外症状，即肺实质有慢性浸润的，尤其是累及心脏、神经系统等怀疑恶性程度较高的结节，则选择活检、手术、放化疗、靶向治疗等手段。

肺结节患者中，有一些高危人群，结节恶变的可能性更大：①长期吸烟，烟龄超过20年，每天抽烟超过20支者；或被动吸烟人群，或戒烟短于7年者。②年龄40岁以上者，伴有胸痛、咳嗽、不明原因的痰中带血丝、消瘦、体重下降等症状。③有家族性肿瘤史，特别是肺癌遗传史者，有慢性阻塞性肺疾病或石棉接触史者。④有特殊职业暴露史（砷、镉、镍、铬、石棉等）者。⑤结节大小在2cm以上，伴有毛刺样、分叶状改变者。⑥结节呈磨玻璃样或部分磨玻璃样者。此类患者更应该积极就诊，配合医生的随访和检查，早日明确结节性质，做到早发现、早治疗。

结节性病症发病隐匿，临床表现缺乏特异性，目前临床医学对良恶性结节的判断也是一大难点，在诊治上也缺少对应的方法，通常需要通过活检、手术及病理才能明确。患者会有是否需要根据医生建议尽快采取手术治疗、不手术只观察是否会恶变、手术后若不是恶性结节算不算过度治疗、手术后结节再长怎么办、是否需要继续手术等疑问。事实上，由于结节性病症不好定性，在实际临床处理过程中对结节性病症的评价往往与指南不符，故到底是观察还是手术，治疗时机如何掌握，让医生与患者陷入两难中。中医药的存在缓和了这一矛盾，尤其近几年鲜草药的发展更是给结节性病症患者带来了希望。对于持续存在、处于观察期的结节，患者会担忧其是否会长大甚至恶变。对于多发性结节，无法全部手术切除；或已经进行过手术切除的部位结节病灶再次长出，患者不愿，甚至不能再次行手术的情况，可通过中医中药干预控制。对于不愿或难以坚持服用汤药的患者，可予鲜草药榨汁内服或外敷患处，不仅方便，而且更有利于加强药物疗效，缩短疗程，达到快速治疗疾病、减轻患者痛苦的目的。因此，患者一旦发现结节性病症，不必过度紧张，应该找医生明确诊断，该随访就随访，该治疗就治疗。

二、中药鲜药治疗本病的渊源

鲜蒲公英味苦、甘，性寒，归肝、胃经，有清热解毒、散结消肿、利尿通淋的功效，主要治疗疔疮肿毒、急性乳腺炎、乳痈、瘰疬、肺痈、感冒发热、咳嗽、胃炎、尿路感染等病症。蒲公英苦寒，既能清解火热毒邪，又能清泄降气，故为清热解毒、消肿散结佳品。

《本经逢原》用鲜蒲公英捣汁与酒兑服治疗乳痈。

《随息居饮食谱》："清肺，利嗽化痰，散结消痈。"

鲜草药治疗范围广阔，若能继承发扬，则应用前景可观。中医认为甲状腺结节、肺结节、乳腺结节多与肝关系密切，其基本病理变化为肝气郁结。肝为风木之脏，内寄相火，以血为体，以气为用。肝为血海，喜升发条达而恶抑郁，一旦心愿不遂，七情太过，恼怒伤肝，使气机郁滞，肝气失于条达，肝气日久郁结阻滞，结为癖块。津血郁结于乳房，则为乳癖；壅结颈前，形成瘿瘤。若由气滞血瘀、痰瘀阻滞导致，多采用理气化瘀、软坚散结的治则。鲜蒲公英无论是内服还是外敷，都是治疗此类病症的必备之品。

三、中药鲜药治疗介入阶段与辨治规律

历代医家对结节性病症各有治疗方法，以汤药为主。据临床观察，以鲜草药加汤药辨证治疗各种结节，可以提高疗效。中医中药治疗讲究整体观念，认为人体是一个整体，人体内部的各个部分都是相互联系、不可分割的。中医治疗可分为未病先防、既病防变、病后防复，鲜草药治疗结节性病症应贯穿疾病治疗全过程。无症状时；有轻微症状但不影响生活的早期；出现咳嗽咳痰、胸闷、吞咽不适、胸胀胸痛、气短乏力，已明显影响生活的阶段；胸痛难忍、乳房溢液等恶性肿瘤时期；手术、放化疗、靶向及免疫等各种治疗后的恢复期，都应根据患者病情变化、体质情况，因人、因时、因地制宜，使中医中药治疗、中西医结合治疗疾病达到最佳疗效。

辨证论治是中医诊断和治疗疾病的主要手段。对于结节性病症由肝失疏泄导致的，易受情绪影响，偏气滞的，表现为急躁易怒，胸胁胀满，月经不调，大便秘结，舌苔薄白，脉弦等症状，治疗应侧重疏肝理气，辅以清热解毒、软坚散结的鲜草药内服或外敷，达到气血畅通，五脏六腑调达，改善体内环境，消除结节的目的。如偏痰瘀，表现为胸闷痰多，困倦乏力，唇甲紫黯，舌暗或紫暗，脉沉弦或涩等症状，治疗则侧重化痰祛瘀，加以清热解毒、软坚散结的鲜草药内服或外敷，加强血液循环，调畅气血阴阳平衡，温阳通脉，从而提升人体正气。以实证为主的病症，以鲜蒲公英250g榨汁后温服，若服用期间未出现大便稀或腹泻，可加量至每天500g。由寒或虚引起的结节性病症，表现为咳嗽无力，白痰难咳出，胸胁隐痛，畏寒怕冷，纳呆腹胀，舌淡苔白，脉虚或弱等，则慎用鲜蒲公英，服用鲜蒲公英汁时加入适量生姜汁，或配以健脾养胃的健脾粥，以革除蒲公英苦寒之性。

四、常用方剂与药物配伍

保胃气汤药能防止鲜药寒凉之性损伤脾胃，鲜药能加强软坚散结之力以达到尽快消除结节、治疗疾病的目的。以鲜蒲公英（250~500g）榨汁内服；或

鲜蒲公英捣碎外敷，配以醋煅海浮石12g（先煎）、醋煅瓦楞子30g（先煎）、柴胡12g、香附10g、夏枯草20g、陈皮6g、半夏9g，随证加减，治疗气滞血瘀型乳腺结节、肺结节、甲状腺结节。对于不同部位不同兼症的结节的治疗，在以上鲜药及自拟方基础上，根据情况辨证加减治疗如下。

因长期情绪不佳导致，肝郁气滞，血瘀痰凝，精神抑郁，善太息，胁肋胀痛者，可加川芎9g、当归10g，养血行气；厚朴9g、紫苏10g，理气降逆。兼有食滞腹胀者，可加神曲10g、鸡内金10g、麦芽10g、山楂10g，消食化滞。口干口苦，大便秘结，舌红苔黄，脉弦数，加栀子9g、牡丹皮12g，清肝泻火；大黄6g（后下），泻火通便。病久出现心神不宁，心烦不寐，舌红少苔，脉细数，可酌加酸枣仁30g（先煎）、茯神30g、合欢皮15g，养心安神。

肺失宣降型肺结节，症见咳嗽，咳吐白痰，舌苔薄白，脉弦滑，治疗以宣肺止咳化痰为主。杏仁10g、浙贝母10g、紫菀10g、百部10g、桔梗6g、炙甘草6g、前胡10g、白前10g、连翘10g、荆芥10g、化橘红10g、芦根25g、夏枯草15g、蒲公英30g、海浮石15g（先煎）。痰热伤津加沙参30g、麦冬10g，养阴生津。

外寒里饮型肺结节，治疗以温肺化饮为主，小青龙汤加减。干姜10g、细辛6g、五味子10g、桂枝10g、白芍10g、炙甘草6g、半夏10g、橘红10g、茯苓10g、夏枯草15g、浙贝母10g、蒲公英30g。

热象甚而出现烦躁口干渴者，加生石膏30g（先煎）、黄芩10g；痰多呈泡沫状者，加葶苈子10g（包煎）、苏子9g，清泻肺气。若久咳不愈，痰中带血，日渐消瘦，神疲乏力，舌淡苔白，脉弱，可酌加三七粉6g（冲服）、白茅根30g，清热止血，配以海藻10g、昆布10g、半枝莲15g。治疗痰气交阻型甲状腺结节，胸闷胁痛者，加郁金10g，理气解郁。咽颈不适、腹胀、纳差者，加桔梗6g、枳壳6g，一升一降通调气机。结节较硬或较大者可酌情加鳖甲30g（先煎）、三棱15g、莪术15g，活血软坚，消瘿散结。烦躁，性情急躁易怒，容易出汗，舌红苔黄，脉弦数，可配合丹栀逍遥散加减。若久病出现眼干，目眩，手指颤动，倦怠乏力者，可酌加当归12g、人参9g、生地黄30g等，滋阴益气养血。

五、临床应用案例

【案1】张某，女，48岁，2019年3月8日初诊。患者2019年2月体检发现左肺磨玻璃结节9mm，怀疑恶性。转中医治疗。就诊时症见经前乳房胀痛10

余年，便秘，3~5日一行，需要使用开塞露。潮热，汗出，失眠多梦，梦魇，月经量少，色暗，有血块，平素工作压力大，焦虑。舌质暗淡，脉弦滑。

既往史：胆囊息肉6mm；甲状腺结节8mm×9mm，周边见血流信号，边界不清，高度怀疑癌，未行穿刺手术；乳腺结节4mm×3.2mm。

诊断：左肺结节；甲状腺结节；乳腺结节。

中医辨证为肝郁气滞、血瘀痰凝。治疗以疏肝理气、软坚散结、养心安神为法。

处方：软坚汤加减。醋柴胡12g、白芍30g、香附10g、枳实12g、茯苓10g、法半夏9g、煅瓦楞子30g（先煎）、海浮石12g（先煎）、桔梗6g、陈皮6g、炙甘草6g、瓜蒌30g、蒲公英30g、白花蛇舌草30g、半枝莲15g、炒枣仁30g（先煎）、水蛭6g、大黄6g。水煎服，每日一剂，一日两次，饭后温服。配合鲜蒲公英500g榨汁，分两次与汤药同服。

患者因工作压力大，辞职并开始服用中药治疗，同时配合打太极拳、八段锦，每天2小时。

服药后睡眠好转，便秘消失，大便每日一行，停用开塞露。上方加减治疗半年后复查，乳腺结节、肺结节、胆囊息肉均消失，甲状腺结节变小。嘱继续巩固治疗3个月，配合太极拳、八段锦等锻炼方法。结节变小或消失，多年便秘、失眠随之而愈，生活质量显著提高。随访2年，未见复发。

按语： 此患者平素工作压力大，经常熬夜，饮食不节，起居无常，长期焦虑、失眠、便秘。体检中发现肺结节、胆囊息肉、甲状腺结节、乳腺结节。究其病因恐与精神压力大、熬夜等不良生活习惯导致气血运行失常，痰饮瘀血阻滞密切相关。应用软坚汤加减配合鲜药蒲公英软坚散结、活血化瘀。鲜蒲公英软坚散结之力优于干药，且能通便。嘱患者改变生活方式，积极锻炼，修身养性。多种方法配合，故收效显著。

【案2】杨某，女，31岁，2020年7月20日初诊。患者2020年6月10日体检，超声示右侧乳腺结节3mm×2mm，因担心乳腺结节恶变就诊。焦虑，心烦易怒，平素怕冷，纳可，眠可，二便调，月经正常，舌淡红苔白，脉弦滑。既往体健。

诊断：右侧乳腺结节。中医辨证为肝郁气滞。治疗以疏肝理气、软坚散结为法。

处方：结节方加减。当归10g、炒白芍10g、茯苓12g、柴胡10g、白术

10g、炙甘草6g、牡丹皮10g、栀子10g、煅瓦楞子30g（先煎）、煅海浮石12g（先煎）、桂枝10g、党参10g、甘松10g、浙贝母30g、夏枯草15g、蒲公英15g、罗汉果1个、甜叶菊2g、薄荷6g、柏子仁10g。连续服用7剂，水煎服，每日一剂，一日3次，饭后温服。嘱针灸中脘、足三里。

2020年10月27日二诊：自诉艾灸后易上火，舌红苔薄黄，脉滑数。去桂枝、党参，加金银花30g、连翘30g。继服7剂，方法同上。

2020年11月16日复查超声示右侧乳腺低回声结节（外上象限10点钟方向距乳头3cm处可见低回声结节3mm×2mm），BI-RADS分级3级。

2020年12月23日三诊：诉服药后无心慌，大便正常，舌淡红苔白，脉弦。嘱服用扶正膏方以扶助正气而祛邪气。按上法继续服用鲜蒲公英汁。

2021年4月回访：超声示双乳未见明显异常。患者诉目前有咳嗽、咽痒，余一切正常。

按语：本例患者长期压力大，经常熬夜，情绪不佳，虽然平时未见明显不适症状，但长期压力得不到释放，便会导致肝经不畅，肝气郁结，进而气血瘀滞形成乳癖。再者女子以肝为先天，以血为本，最易为情志所伤，肝喜升发条达而恶抑郁，妇人一旦心愿不遂，七情太过，恼怒伤肝，使气机郁滞，肝气失于条达，肝气日久郁结于乳房，则为乳癖。《外科正宗》指出："忧郁伤肝，思虑伤脾，积想有心，所愿不得志，致经络痞涩，聚结成核。"

通过疏肝解郁、软坚散结药物治疗，乳腺结节完全消失。方中柴胡疏肝解郁，配伍白芍、当归养血柔肝，理气止痛。浙贝母化痰散结，使脏腑气机升降顺畅，夏枯草、蒲公英清热解毒，散结消肿，海浮石、瓦楞子用醋同煅先煎，能加强软坚散结之效，为消顽痰软坚之要药；丹皮、栀子清心除烦。再配以针灸疏通经络、温通阳气。鲜蒲公英汁软坚散结疗效优于干药，所以收到了显著疗效。

六、临床应用注意事项

蒲公英是临床上比较常用的一味中药，全国各地均有分布，取材也非常方便，具有清热解毒、消肿止痛、利尿通淋等功效。外敷能清热解毒、消肿止痛。对于结节性疾病、感染性疾病、皮肤病、跌打损伤等，可用新鲜的蒲公英榨汁内服。因其一些有效成分不耐高温，故不宜煮沸服用，加热时不应超过50℃。鲜蒲公英汁寒凉，应饭后1~2小时温服，以免损伤脾胃。也可以将新鲜的蒲公英捣碎呈糊状外敷于患处，注意避开溃破化脓的伤口。另外，阳虚外寒、脾胃虚弱者慎用。

情志因素对本病影响颇大，治疗时应重视调畅情志，做到身心合治。医生对患者还应行心理疏导，缓解患者的郁闷情绪，调动患者的主观性，坚定患者与疾病斗争的信心，以达到阴阳调和，百病自消。

要食饮有节，起居有常。忌生冷、烟酒、浓茶及辛辣动火刺激之品。饮食宜清淡，食富有营养之品，如牛肉、猪肉、鸭肉、鸡蛋、鸭蛋、苹果、香蕉、梨、藕等。应适当进行锻炼，配合太极拳、八段锦、六字诀等方法调养形神、舒畅气机，以获得最佳疗效。

建议鲜蒲公英榨汁每天服用250~500g，一日3次，饭后温服。服药疗程也因人因病而异，一般3~6个月为一个疗程。如患者自觉燥热，手足心热，舌红苔黄或黄腻，大便秘结，鲜蒲公英汁可从250g开始服用；若便秘情况无明显改善，可加量至500g，直至大便情况改善。在治疗结节病症过程中，服用鲜蒲公英汁后未出现腹泻，可继续服用；若出现腹泻，鲜蒲公英汁减量后大便仍不成形，则停服。

第八节　偏头痛

一、概述

偏头痛是一种常见的神经内科疾病，主要症状为偏侧、中重度、搏动样疼痛，伴或不伴畏光、畏声、恶心、呕吐、倦怠等，持续时间为4~72小时，具有高发病率、高复发率的特点，全球约有10亿人罹患该疾病。偏头痛根据发作频率可分为阵发性偏头痛和慢性偏头痛，慢性偏头痛可由阵发性偏头痛转化而来。慢性偏头痛更容易出现于药物滥用者。

在西医学中，偏头痛的发作机制目前尚不清楚，近年来降钙素基因相关肽在疼痛传导中的作用渐渐得到认可。在临床治疗中，主要以药物治疗为主。急性期常用药物有非甾体抗炎药、阿片类、曲坦类、麦角碱类等，常用的预防性药物有β-受体阻断剂、抗癫痫药、抗抑郁药、钙通道拮抗剂等。近年来也出现一些新药，如5-羟色胺1F受体激动剂、CGRP受体拮抗剂，抗CGRP单克隆抗体等。

其中非甾体抗炎药主要是通过抑制环氧合酶影响花生四烯酸的代谢，阻碍前列腺素合成酶作用，起到抗炎、镇痛、退热的作用。常用药物有布洛芬、扑热息痛等，急性期效果较好，但无法起到预防性作用。

曲坦类药物可特异性结合5-HT1B/1D受体，使颅脑血管收缩，常用药物有舒马曲坦、夫罗曲坦、阿莫曲坦等。曲坦类药物虽可引起脑血管收缩，但同样会导致冠状动脉收缩，产生心血管系统副作用。

麦角碱类是第一代用于治疗偏头痛的特异性药物，有麦角胺、双氢麦角胺等。麦角碱可结合肾上腺素 α 受体，所以副作用较大，主要副作用为血压改变，子宫收缩。

阿片类药物主要应用于难治性偏头痛，如非甾体抗炎药、曲坦类、麦角碱类。不敏感时使用，但容易成瘾，依赖性较强。

β-受体阻断剂，如普萘洛尔等，是有效预防偏头痛的一线药物，但其不良反应为低血压，且哮喘患者不能使用。

钙通道拮抗剂，如氟桂利嗪、维拉帕米、尼莫地平等，可有效增加脑血流量，提高脑组织对缺氧的耐受性，但副作用有低血压、双下肢水肿等，且治疗周期较长，3~4个月才能产生明显效果。

抗癫痫药有加巴喷丁、普瑞巴林等。但加巴喷丁不良反应较多，不应当作为临床常规用药。

抗抑郁药物有阿米替林等，但应用面较窄，主要用于伴有抑郁、焦虑的偏头痛患者，主要副作用为口干、便秘等。

西医学治疗偏头痛的药物很多，但没有一种药物对所有患者都有作用，且药物副作用较大，不宜长期服用。

在中医学中，偏头痛属于"头痛""厥头痛""头风""脑风"范畴，病因为不通则痛。具体分为外感和内伤两大类，外感以六邪、情志失调、饮食不节、痰浊血瘀，脏腑功能失调为主要病因，常见治疗方法有中药、针灸、推拿等。常用的中药方剂有天麻钩藤饮、散偏汤、补阳还五汤、通窍活血汤等。

中医治疗偏头痛有一定疗效和优势，但不论中药、方剂还是针刺，其治疗周期偏长，患者很难坚持。

二、中药鲜药治疗本病的渊源

目前国内外文献鲜见鲜药治疗偏头痛的记载，仅有一篇文献记载用鲜牛膝、鲜天麻等治疗肝阳上亢引发的高血压头痛，疗效显著。偏头痛中也有肝阳上亢的证型，故而在治疗中也当有些效果。

岳美中教授、孙一民教授应用中药鲜药治疗疑难杂症，获效颇多。《医林纂要》记载："荷叶，功略同于藕及莲心，而多入肝分，平热、去湿，以行清气，以青入肝也。然苦涩之味，实以泻心肝而清金固水，故能去瘀，保精，除妄热，平气血也。"也就是说，荷叶可清心肝之热，还可利湿，活血化瘀，平肝潜阳。而偏头痛的病因中，情志失调、痰浊瘀血均为主要病机，故使用鲜荷叶治疗偏头痛可谓恰到好处。

三、中药鲜药治疗介入阶段和辨治规律

用鲜荷叶治疗偏头痛，不同于大部分中医的预防性治疗，而是急性期治疗，即偏头痛发作时治疗。根据临床症状，主要分为以下四个证型。

1.风寒犯表证 头痛剧烈，痛连及项背，常有拘急收束感，或伴恶风恶寒，遇风犹剧，口不渴，舌苔白，脉浮紧。

2.风热犯表证 头痛剧烈，胀热疼痛，面红目赤，口渴喜饮，大便不畅，小便黄，舌红，苔薄黄，脉浮数。

3.痰浊上攻证 头痛昏蒙，胸脘痞闷，肢体困重，大便溏，苔白腻，脉濡。

4.瘀血阻络证 头痛经久不愈，痛处固定不移，痛如锥刺，舌紫暗有瘀斑，苔薄白，脉细涩。

四、常用方剂与药物配伍

偏头痛的病因为不通则痛，故而治疗以"通"为大法，有风热散风热，有风寒散风寒，有痰浊化痰浊，有瘀血化瘀血，有两者则化两者，有三者则化三者，有四者则化四者。而鲜荷叶作为治疗偏头痛的主要药物，可散风邪、平肝阳、化痰浊、散瘀血，应当贯穿治疗始终。根据临床情况，其使用方药及配伍如下。

1.风寒犯表证 川芎茶调散加减。常用药物：川芎15g、荆芥10g、防风10g、细辛3g、白芷6g、藁本10g、羌活10g、薄荷10g、生甘草6g。鲜荷叶50g，与药同煮。若风寒较盛，遇寒疼痛剧烈，可加桂枝15g、全蝎6g。

2.风热犯表证 桑菊饮加减。常用药物：桑叶20g、菊花20g、连翘30g、芦根30g、川芎15g、薄荷6g、生甘草6g、藁本6g、白芷6g、夏枯草15g、鲜茅

根30g。鲜荷叶100g，与药同煮。若疼痛剧烈，不可触碰，面红目赤，可加石膏30~120g。

3.痰浊上攻证　半夏白术天麻汤加减。常用药物：法半夏9g、生白术30g、天麻30g、陈皮15g、葛根30g、白蒺藜30g、蔓荆子10g、羌活10g、独活10g、川芎15g。鲜荷叶50g，后下。

4.瘀血阻络证　通窍活血汤加减。常用药物：川芎15g、赤芍15g、桃仁15g、红花15g、生地10g、水蛭10g、蜈蚣10g、全蝎10g、土鳖虫10g。鲜荷叶50g，后下。

五、临床应用案例

【案1】某女，22岁，1983年2月3日就诊。偏头痛反复发作5年，发作无规律，可能与情绪有关，中、西药反复治疗不愈。一天前加重，特来医院就诊。刻下症见右颞侧头痛剧烈，痛如针刺，抽掣，不可触碰，额头及面部潮红，平日喜辛辣食物，大便干，小便黄，舌尖红，脉浮数。

辨证：风热犯表。

处方：桑菊饮加减。桑叶9g、菊花9g、连翘9g、黄芩9g、白芷6g、薄荷3g（后下）、鲜白茅根60g、夏枯草12g、藁本3g、苦丁茶12g、鲜荷叶30g。3剂，水煎服。

另，将鲜荷叶加入药中同煮，所有药物不宜煮太长时间，20~25分钟为宜。

3天后，患者复诊，患者述饮第一剂后，头痛即大减，三剂结束，头痛完全消失。此后随访3年，再无复发。

【案2】岳美中先生的女儿患有偏头痛，岳先生几次治疗均不过暂时缓解，不能根除，颇为苦恼。偶阅罗芷园《医话》，见载自制一方，即连翘、桑叶、菊花、黄芩、白芷、薄荷、鲜白茅根、夏枯草、藁本、苦丁茶、荷叶，共十一味，水煎服。云"治偏头痛极灵，屡试屡验也"。但没有剂量。岳先生再查阅历代文献，以桑菊饮作为底方加减，并以鲜荷叶同煮，其女儿服药一剂痛减大半，3剂即愈。

六、临床应用注意事项

荷叶虽然可以治疗偏头痛，但性辛散，可耗气伤血。《本草从新》云："荷叶升散消耗，虚者禁之。"荷叶治疗风热上攻的偏正头痛，但若是寒厥头痛，不可滥投。

另外，偏头痛有原发性偏头痛和继发性偏头痛之分，此方对于风热袭表型原发性偏头痛有明显疗效，在临床上，应先做CT、脑血流图等检查，明确为何种头痛，方可辨证治疗。

上方既可缓解急性期偏头痛，又能清除慢性偏头痛中的风火余邪，临床建议在缓解急性期偏头痛后继服上方两周，以巩固疗效，减少复发。

鲜荷叶每次服用30~50g，鲜白茅根50g与药同煮。因荷叶有效成分易挥发，故每次煎煮时间不宜过长，20~25分钟为宜，且在与非解表方剂同煮时，应后下。

荷叶是药物，且久服有伤及正气之弊，故应中病即止，即不头痛后荷叶量减半，服用两周后停药。禁长期煮大量鲜荷叶服用。

主要参考文献

1.葛洪.肘后备急方［M］.北京：北京科学技术出版社，2016.

2.国家药典委员会.中国药典（2020版）一部［M］.北京：中国医药科技出版社，2020.

3.郝近大.鲜药的研究与应用［M］北京：人民卫生出版社，2017.

4.葛均波，徐永健，王辰.内科学［M］.北京：人民卫生出版社，2018.

5.沈悌，赵永强.血液病诊断及疗效标准［M］.北京：科学出版社，2018.

6.韩潇.临床用药速查手册［M］.北京：中国协和医科大学出版社，2015.

7.张东华，刘文励，张瑶珍.白血病基础与临床［M］.北京：中国医药科技出版社，2005.

8.秦伯未，李英麟，赵绍琴，等.中医治疗白血病的初步体会［J］.中华内科杂志，1960（5）：419-422.

9.姜远英.临床药物治疗学［M］.北京：人民卫生出版社，2013.

10.钱家鸣，厉有名，林菊生，等.消化内科学［M］.北京：人民卫生出版社，2014.

11.吴崑.医方考［M］.北京：中国中医药出版社，2006.

12.汪绂.医林纂要探源［M］.北京：中国中医药出版社，2015.

13.张璐.张氏医通［M］.北京：人民卫生出版社，2006.

14.叶天士.临证指南医案［M］.北京：人民卫生出版社，2006.

15.宁光，周智广.内分泌内科学［M］.2版.北京：人民卫生出版社，2014.

16.陈孝平，汪建平，赵继宗.外科学［M］.9版.北京：人民卫生出版社，2018.

17.周清华，范亚光，王颖，等.中国肺部结节分类、诊断与治疗指南（2016年版）［J］.中国肺癌杂志，2016，19（12）：793-798.